Markus Berger

CHANGA

Die rauchbare Evolution des Ayahuasca

Impressum

Markus Berger
Changa – Die rauchbare Evolution des Ayahuasca
3. Auflage 2021

Nachtschatten Verlag AG
Kronengasse 11, CH-4500 Solothurn
Tel: 0041 32 621 89 49, Fax: 0041 32 621 89 47
info@nachtschatten.ch, www.nachtschatten.ch

Umschlaggestaltung: Sven Sannwald
(unter Verwendung zweier Grafiken von Markus Berger)
Layout: Janine Warmbier, Hamburg
Korrektorat: Jutta Berger

Bildnachweis:
Alle Fotos und Abbildungen in diesem Buch stammen aus dem Archiv bzw. aus der Produktion des Autors.

Druck: Druckerei und Verlag Steinmeier, Deiningen
Printed in Germany
ISBN: 978-3-03788-356-3

Klimaneutral
Druckprodukt
ClimatePartner.com/11244-2103-1002

INHALT

Für meine Familie.
Für Albert, Terence, Sasha und Sergius.
Für Roger, Ralph und Christian.
Für Alex und Steve.

Für alle Psychonauten und Changaleros.
Für einen vernünftigen Umgang mit Psychoaktiva.
Für eine Welt voller Freude und Fülle und für die Liebe.

Dank

Ich danke meiner Frau, besten Freundin und Lebensbegleiterin auf dem psychedelischen Weg, Jutta Berger, die mir stets den Rücken frei hält und mich mit unendlicher Liebe beschenkt. Ich danke meinem Freund, Kollegen, Auftraggeber und psychonautischen Weggefährten Roger Liggenstorfer, mit dem ich so vieles teile und der dankenswerterweise wieder mal eines meiner Bücher verlegt. Ich danke dem Kollegen Roberdo Raval für seinen exzellenten Beitrag zum Thema Changa auf dem Dancefloor, und ich danke dem ganzen Team des Nachtschatten Verlags, Barbara Blankart, Lukas Emmenegger und Chris Heidrich, die mir immer eine Stütze sind und alles möglich machen. Ich danke Sven Sannwald für die liebevolle Umschlagerstellung, Janine Warmbier und Nina Seiler, die die Grafik für dieses Büchlein gemacht haben, und meiner Frau Jutta für das Korrektorat. Ich danke meinen Freunden und Weggefährten der – wie ich sie nenne – „Cosmic Clown Psychonauts"-Posse: meinem vertrautesten Homie Alexander Ochse und seiner Frau, meiner besten Michaela, meinem Seelenverwandten und Bruder im Geiste, Steve „totally" Stoned, den lieben Tübinger Freunden Frank Zickermann und Matthias Rapp, der Weggefährtin Linda Hucke sowie den Kollegen und guten Freunden Kevin Johann und Tine Müller. Darüber hinaus danke ich von ganzem Herzen meinen Freunden und Kollegen Claudia Müller-Ebeling und Christian Rätsch, mit denen ich viele erhellende Gespräche über DMT und die natürlichen DMT-Lieferanten geführt habe.
Ohne euch alle wäre dies Büchlein gar nicht möglich gewesen – euch allen gebührt meine tiefste Dankbarkeit.

„DMT is not one of our irrational illusions. What we experience in the presence of DMT is real news. It is a nearby dimension – frightening, transformative, and beyond our powers to imagine, and yet to be explored in the usual way. We must send fearless experts, whatever that may come to mean, to explore and to report on what they find."

TERENCE MCKENNA, *Food of the Gods*

Vorwort

Herzlich willkommen in einer neuen Ära der Psychonautik! Willkommen im Zeitalter der Changanautik!

Werft alle vorgefertigten „Überzeugungen" von Bord, schüttelt alle festgefahrenen Anhaftungen des egozentrischen Geistes ab, macht euch frei von alten Gewohnheiten, denn jetzt starten wir einen Trip in andere Universen, fern des illusionären Zeitkontinuums und der dreidimensional eingeschränkten Matrix! Wir transzendieren endlich Raum und Zeit, wischen mutig wie wahre Lichtkrieger die Angst von unseren Zellen und bewegen uns in meditativem Bewusstseinszustand innerhalb der Paradoxone. Wir schneiden die beschränkenden und verknoteten Fäden durch, die uns zu Marionetten degradieren. Ersetzen sie durch die bewusst erfahrene und gelebte Verwebung aller fühlenden Wesen durch Cydelik Space (wie der bereits verstorbene Kollege D. M. Turner es nannte). Durch die Mutter-Lattice – durch das All-Eine, die All-Einheit, durch das eine Schöpfer-Herz, dem alle anderen entspringen, in dem sie zusammenfinden und gemeinsam im Takt des vibrierenden, schwingenden und durch und durch flüssigen Kosmos tanzen.

Wir leben in einer Zeit, die gesellschaftspolitisch im Grunde nicht schlimmer sein könnte, in der aber auch im spirituellen Kollektiv Unfassbares geschieht, indes die Anzahl praktizierender Psychonauten und Psychedeliker stetig anwächst, die wiederum das Wissen um die Geheimnisse und Anwendung potentester Psychedelika und anderer psychoaktiver Substanzen mehren, bewahren und weitergeben.

Wir sprechen hier nicht von schnöden „Drogenerfahrungen", die den Konsumenten dazu dienen, sich „mal ordentlich wegzuknallen". Wir sprechen von psychedelischen Molekülen, die sich, wie Terence McKenna es ausdrückte, „nur als Droge tarnen", in Wahrheit aber Schlüssel zu anderen Realitätsebenen sind. Die uns als solche Technologien eröffnen, mit deren Hilfe wir tatsächlich in der Lage sind, in Gebiete vorzudringen, von denen die Wissenschaft bislang nichts ahnt (und vielfach nicht mal ahnen will). DMT ist der direkte Weg zum Brunnen des Lebens, dem alles entspringt, der direkte Weg zur Schöpferkraft. DMT ist die Muttergöttin der Psychedelika.

Das Verrückte ist aber: Jeder kann es erleben! Jeder kann sich von der Existenz dieser anderen Realitäten überzeugen und sich seine eigene Meinung bilden, zumindest potenziell. Wenn wir von N,N-DMT sprechen, dann sprechen wir nämlich von unendlichen Möglichkeiten, andere Welten zu besuchen, zu erkunden und sogar zu „kartografieren" – Welten, die den meisten der Menschen, die ein Leben im zivilisatorischen Mainstream gewählt haben, verborgen sind, und nicht nur das, sie sind für sie vor allem eines: undenkbar!

Die Psychonautik kennt machtvolle Psychedelika, die den Zugang zur Anderswelt, zum Cydelik Space, innerhalb von Sekunden zu öffnen vermögen – nehmen wir zum Beispiel N,N-DMT (Dimethyltryptamin), 5-MeO-DMT (5-Methoxy-Dimethyltryptamin) und Ketamin. In diesem Buch interessiert uns vornehmlich das Tryptamin N,N-DMT in seiner Kombination mit MAO-hemmenden Beta-Carbolinen, obgleich auch von 5-MeO am Rande die Rede sein wird. Denn dieser Band widmet sich ganz einer einzigen Substanz, die dabei doch so vielgestaltig sein kann: Changa. Weil es sich bei Changa heutzutage im Sprachgebrauch um ein Synonym für eine DMT- und MAO-Hemmer-haltige Rauchmischung handelt, ist die Möglichkeit an verschiedenen Variationen geradezu unendlich. Ich lege in diesem Buch hohe Priorität auf den originalen Changa-Blend und die bereits etablierten Abwandlungen, denn diese sind ausgeklügelt und raffiniert, ohne dabei die interessanten Kompositionen der „modernen" Changa-Blends auszuklammern. Auch diese sind wichtig und in ihrer Zusammensetzung häufig aus pharmakologischem Fachwissen geboren.

Ich wünsche allen Psychonauten viele erquickende Momente mit diesem Büchlein – und ich wünsche uns allen, dass eines Tages eine gesunde Drogenpolitik an der Tagesordnung ist, wo Menschen, die ein Faible für Bewusstseinserweiterung haben, nicht von machtgeilen Wirtschaftsbossen und Diktatoren in Gefängnisse gesperrt oder ihrer Familien, Jobs und sozialen Verbindungen beraubt werden. Erst, wenn der Genuss psychoaktiver Substanzen keiner groß angelegten politischen Strukturen mehr bedarf, haben wir einen vernünftigen Zustand erreicht.

Zum 109. Geburtstag Albert Hofmanns am 11. Januar 2015
Markus Berger, Cosmic Clown Psychonauts

Vorwort zur 2. Auflage

Nach Erscheinen der ersten Auflage dieses Büchleins, die schnell vergriffen war, ereilte mich eine ungeahnte Flut an Dankesschreiben, Hinweisen und Literaturstellen zum Thema. Einige der in dieser aktualisierten Auflage enthaltenen Informationen waren während des Schreibprozesses der ersten Auflage noch nicht zugänglich. Auch lernte ich unmittelbar nach Erscheinen des Büchleins den Erfinder des originalen Changa kennen, was dem Inhalt dieser neuen Auflage im Detail ganz besonders gut getan hat.

Ich wünsche dem Sakrament Changa eine weite Verbreitung und ein baldiges Ende des Drogenkriegs.

Markus Berger, 13. Februar 2017

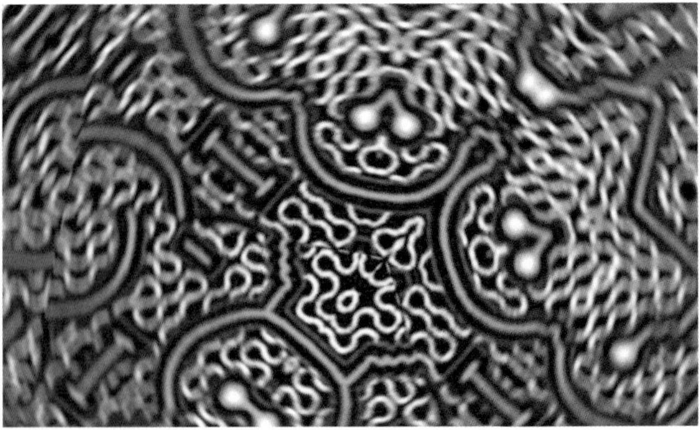

„Rauchbares Ayahuasca" – Was ist Changa?

Möglicherweise wird nur eine synthetische Kopie von Ayahuasca, zusammengesetzt aus den korrekten Anteilen an DMT und Beta-Carbolinen, die Erfahrung jemals außerhalb des Gebietes, in der sie endemisch ist, verfügbar machen.

TERENCE MCKENNA

Wir nennen sie Changa, sprich: Tschängah, verblüffte User gaben ihr Namen wie „rauchbare Evolution des Ayahuasca" und „Psychedelic Crack": Die Rede ist von einer **psychonautischen Rauchmischung auf DMT- und Beta-Carbolin-Basis**, die sich unter anderem einiger Zutaten der klassischen Ayahuasca bedient (insbesondere *Banisteriopsis caapi*), und die zu Beginn des Jahrtausends in Australien erfunden und nach und nach weltweit bekannt wurde.

Die Idee, eine dem Ayahuasca nachempfundene Kombo zu rauchen, ist nicht neu. Schon in den Achtziger- und Neunzigerjahren war es im eingeweihten psychonautischen Untergrund gang und gäbe, vor dem Rauchen extrahierten N,N-DMTs – das ja in seiner Form als freie Base und als Extrakt auch allein rauchbar ist – einige Züge Harmala-Samen bzw. deren Extrakt zu rauchen. Dabei ging es vornehmlich darum, die Erfahrung zu stabilisieren, zu intensivieren und vor allem zu verlängern. Der inzwischen verstorbene Kollege Joseph Vivian, bekannt unter seinem Pseudonym D. M. Turner, berichtete in seinem „Psychedelischen Reiseführer" davon: „Nachdem ich erzählt hatte, dass ich etwas DMT dabei hatte, zog einer meiner Freunde einige gemahlene Steppenrautesamen und eine Pfeife heraus. Es kann kaum als befriedigende Methode bezeichnet werden, nicht extrahierte Steppenraute zu rauchen, um genügend Harmala, die das DMT verstärkt, aufzunehmen, aber es tat seine Wirkung" (TURNER 2012: 93f.). Mehr zu diesem Thema findet sich im nächsten Abschnitt.

In der Tat scheinen die in *Peganum harmala* enthaltenen Beta-Carboline schon in geringsten Mengen als MAO-Hemmer zu fungieren, wenn sie geraucht und damit auf direktem Wege ins Gehirn transportiert werden (was ja beim DMT nicht anders ist; auch hier genügen, verglichen mit der oralen Dosis, beim Rauchen schon wenige Milligramm). Nicht anders verhält es sich mit gerauchter *Banisteriopsis caapi*, der Ayahuasca-Liane, die im originären Changa-Blend verarbeitet wird. Weshalb die MAO-hemmenden Moleküle, die auf oralem Wege deutlich höher dosiert werden müssen, schon in solch geringer Menge derart signifikanten Einfluss haben, müsste pharmakologisch erst noch erforscht werden. Fakt ist, wir verfügen auch im Gehirn über Monoaminooxidase, die von gerauchten Beta-Carbolinen vorübergehend gehemmt wird. Siehe dazu den Abschnitt „Über die Pharmakologie oder: MAO-Hemmer im Gehirn?"

Wenn man fragt, was Changa ist, dann muss die spontane Antwort auch lauten: anders! Wer DMT liebt, wird Changa einfach göttlich finden! Denn diese Rauchmischung hat mit den altbekannten DMT-Erfahrungen des gerauchten oder geschnupften Moleküls und des Ayahuasca-Tranks nur die DMT-typischen Eigenschaften gemein. Auf der Erfahrungsebene kann Changa jedoch gänzlich neue Welten, Gefühle,

Erkenntnisse und Einsichten eröffnen. Changa ist die Antwort und logische Konsequenz der „modernen Zivilisation" auf das schamanisch-heilsame Entheogen. Deshalb nennen viele Changanauten und Changaleros diese Substanz folgerichtig eine Heilige Medizin. Mit Changa ist man sein eigener Schamane.

Was bedeutet das Wort Changa?

Erfinder der Changa-Rauchmischung ist der australische Privatforscher Julian Palmer. Er hatte in den Jahren 2003 und 2004 an der Komposition eines Blends gearbeitet, der DMT, Beta-Carboline und energetisch und synergistisch möglichst passende andere Pflanzenzusätze vereint und damit eine ganz spezielle psychedelische Wirkung herbeiführt. Den Namen Changa bekam Julian Palmer während einer Ayahuasca-Sitzung eingegeben, und zwar auf seine Frage nach einer passenden Bezeichnung für seine Rauchmischung (persönliche Mitteilung 2016). Zwar möge er den Namen nicht besonders, sagt Palmer, aber er sei ihm „einfach hängengeblieben" und habe sich inzwischen etabliert.

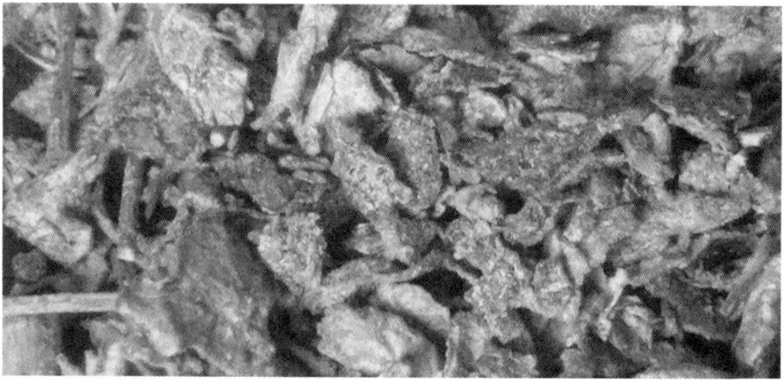

Ein originärer Changa-Blend

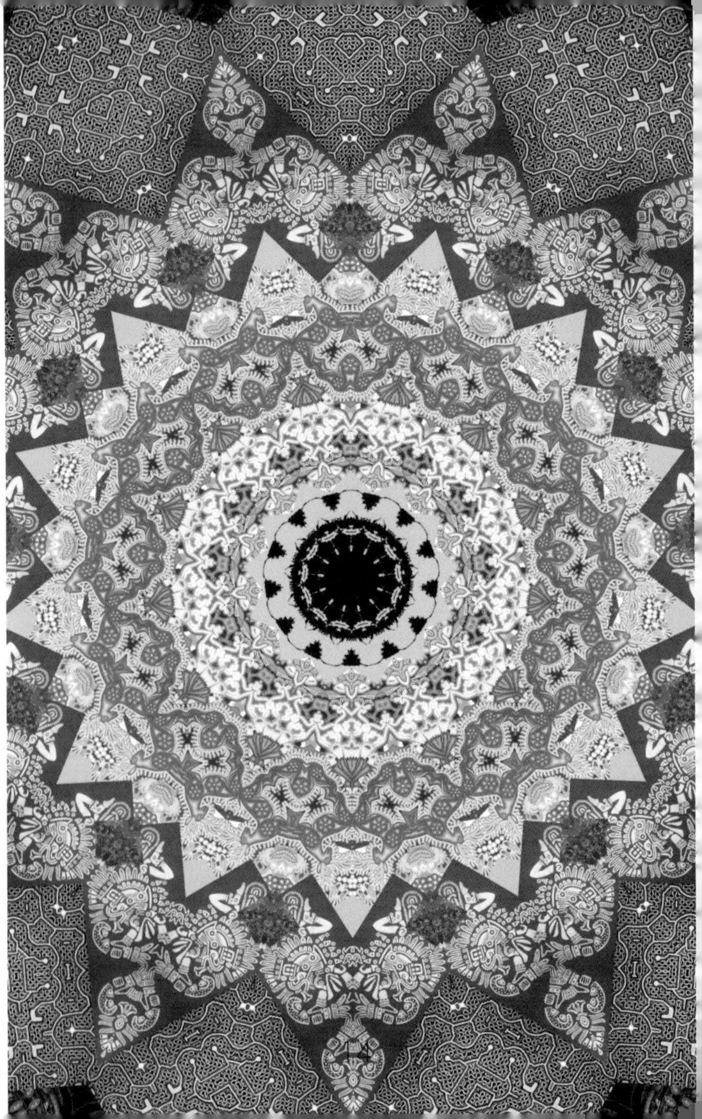

Kurze Geschichte eines neuen Entheogens

Während die monolithische Unternehmenskultur sich über unserem Kopf wie ein Sargdeckel zu schließen droht, kann DMT westlichen Suchenden verschaffen, was Peyote den Indianern verschaffte: den sofortigen, über jeden Zweifel erhabenen Nachweis des Vorhandenseins eines nicht-materialistischen, erforschenswerten Mysteriums.

TERENCE MCKENNA

Der Australier Julian Palmer erfand 2003/2004 den rauchbaren Blend und gab ihm seinen Namen. Palmer ist kein Freund der in der Szene aufgekommenen Bezeichnung „rauchbare Evolution des Ayahuasca", vielmehr sieht er in Changa eine evolutive Entwicklung des DMT-Rauchens (persönliche Mitteilung 2016). Changa ist, so Julian Palmer, ein eigenständiges Werkzeug – für psychedelische, transformative, heilerische und rituelle Zwecke.

Das Produkt, das unter dem Namen Changa bekannt geworden ist, bringt der psychedelischen Bewegung in der Tat eine gänzlich neuartige DMT-Erfahrung in die Pfeife. Mit Changa haben wir es mit einer rauchbaren Form des N,N-DMT zu tun, die nicht nur komfortabel zu verwenden ist, weil das peinlich genaue Abwiegen, wie es sonst im Umgang mit DMT erforderlich ist, entfällt, sondern weil es obendrein enorm potent ist und der DMT-Erfahrung eine ganz neue Nuance hinzufügt. Sie macht rauchbares DMT zu einer Ayahuasca-ähnlichen Substanz, die zwar keinesfalls gleich, wohl aber partiell ähnlich wie der amazonische Schamanentrank wirkt – was am Zusatz der Beta-Carboline liegt.

Dass Changa aus Australien kommt, verwundert nur wenig. Zwar ist die Drogenpolitik dort noch um ein Vielfaches restriktiver als bei uns. Aber immerhin hat Australien eine ganz besondere Beziehung zu N,N-DMT, wächst doch eine Vielzahl von DMT-haltigen Akazien-Arten ausschließlich dort. So hat beispielsweise die *Acacia phlebophylla*, deren Blätter besonders reichhaltig an DMT sind, einen einzigen Standort in Australien (Mount Buffalo National Park, Victoria) und ist sonst nirgends auf der Welt zu finden (außer in zwei Privatgärten Nähe Gatton, Queensland und in Irland). Diese Spezies ist derart potent, dass ein getrocknetes Blatt, wenn man es raucht, bereits leichte DMT-Effekte zeigt. Diese Information ist dem Autor dieses Büchleins von Christian Rätsch und Claudia Müller-Ebeling auf mündlichem Wege zugekommen, die den Test glücklicherweise selber machen konnten.

Im Internet findet sich ein Interview mit einer anonymen Person, die sich Ozzy Changalero nennt und offenkundig den inneren Zirkeln der psychonautischen Szene Australiens angehört. Nach ihm, der selber einen ethnobotanischen Fachhandel betreibt, war die Mode, Caapi-Blätter in DMT-Extrakt aus *Acacia obtusifolia* zu tränken, schon Jahre vor dem Millennium in Australien aufgekommen. Es sei wie ein kollektiver Bewusstseinssprung gewesen, plötzlich sei diese rauchbare DMT-MAOI-Mischung allgegenwärtig gewesen. Dies, so Ozzy Changalero, seien für ihn die frühen Tage des Changa gewesen. Später sei die Rauchmischung dann in einer weiter entwickelten Form unter dem Namen Changa bekannt geworden und habe meist aus N,N-DMT-Extrakt, Caapi, Passionsblume und *Calea zacatechichi* bestanden. Changa sei immer bekannter geworden, und irgendwann habe er – Ozzy Changalero – selber damit begonnen, sein eigenes herzustellen. Das sei 1999 oder kurz davor gewesen. Um die Jahrtausendwende schaffte Changa dann den Sprung vom australischen Kontinent und wurde in eingeweihten Kreisen auch in Europa und den USA bekannt (Internet: 1). Wir stellen fest, dass sich die zeitlichen Angaben von Julian Palmer und Ozzy Changalero über das Aufkommen von Changa nicht decken – eventuell bleibt dies bis auf Weiteres ein letztes Mysterium um die magischen Changa-Blends.

2008 berichtete der US-Psychonaut und Forscher Jon Hanna in seinem Artikel „Got Changa?" über sein Zusammentreffen mit Julian Palmer, der sich während des Boom-Festivals am Erowid-Stand als der Erfinder von Changa vorstellte: „Another Australian visiting the Erowid booth claimed to be the person who invented changa. He said it is generally 20 % DMT by weight, sourced from *Acacia obtusifolia* or *A. acuminata*. This extract is deposited onto a smoking blend that usually contains 60 % *B. caapi*, passion flower, mullein, and peppermint. The remaining 40 % typically contains *Calendula officinalis, Justicia pectoralis, Nymphaea nouchali* var. *caerulea* (or another lily), and *Turnera diffusa*. He expressed that changa is best smoked from a bong, but that people commonly take 2 – 3 puffs from a medium-sized joint" (HANNA 2008). Am Boom-Festival 2008 wurde Changa übrigens erst so richtig in psychonautischen Kreisen bekannt, weil es dort offen verkauft wurde.

Neben Ozzy Changalero berichten auch andere australische Psychonauten, dass die Gewohnheit, getrocknete Blätter der Ayahuasca-Liane *Banisteriopsis caapi* in einer Lösung aus *Acacia*-Extrakt zu tränken, um daraus einen rauchbaren Blend herzustellen, aus Australien stammt. Das sei schon Ende der Achtziger/Anfang der Neunziger der Fall gewesen. Es gab aber auch außerhalb Australiens schon frühere Versuche, rauchbares DMT mit MAO-Hemmern zu kombinieren: In den USA hatten die pseudonymisierten psychonautischen Autoren *Gracie* und *Zarkov* schon Mitte der Achtziger in ihren 7. Notizen aus dem Untergrund beschrieben, dass man vor einem Zug Phalaris-Extrakt drei Züge Harmala-Samen rauchen solle. Außerdem war es seit den Achtzigerjahren hier und da im eingeweihten psychonautischen Untergrund der USA und Europas üblich, DMT auf Kräuter aufzutragen, um eine rauchbare Mischung zu erhalten – bei der lediglich die Beta-Carboline fehlen: „Manchmal erhält man DMT auch getränkt in Petersilie oder Cannabis. Das ist häufig bei 5-MeO-DMT der Fall, da die für einen Zug erforderliche Menge von 5 bis 10 mg nur mit einer sehr feinen Waage gemessen werden kann. Dann muss man das DMT rauchen, indem man die Petersilie oder das Cannabis verbrennt. Das funktioniert auch, jedoch nicht so gut, wie wenn man es verdampft" (TURNER 2012: 55). Auch die Angewohnheit, MAO-hemmende Pflanzenteile (zum Beispiel zerstoßene Samen der Steppenraute oder Caapi-Rinde) zum oder vor dem DMT zu rauchen, ist seit den Achtziger- und Neunzigerjahren in den USA und Europa in Psychedelikerkreisen verbreitet (siehe dazu auch den vorhergehenden Abschnitt „Rauchbares Ayahuasca – Was ist Changa?"). Terence McKenna berichtete im Übrigen

1993 in seinem Buch *Wahre Halluzinationen* (original: *True Hallucinations*) von den verstärkenden Effekten gerauchter Caapi-Rinde, während er sich auf dem Peak eines Psilocybinpilz-Trips befand, die Idee des Prinzips von Changa ist also nicht wirklich neu.

Heutzutage ist Changa im Grunde allgegenwärtig und wird immer beliebter. Psychonauten aus Deutschland, der Schweiz, Österreich, Belgien, Spanien, England und den Vereinigten Staaten berichten immer wieder über den rauchbaren DMT-MAOI-Blend. In den USA wurde Changa sogar schon unter der Ladentheke von Headshops verkauft (HANNA 2008). Fakt ist, dass Changa bis zum heutigen Tage in großem Stil in Australien hergestellt wird. Zumeist mit DMT aus Extrakten der *Acacia obtusifolia* bzw. *Acacia acuminata* und meistens mit *Banisteriopsis caapi* (Blättern und Rinde) als pflanzlicher und MAO-hemmender Hauptzutat. Das Verbreitungsgebiet von Changa und die Vielfalt an verschiedenen Blends wird indes stets größer.

Preise: Das kostet ein Gramm Changa, Stand April 2015

LAND	PREIS
Deutschland	40 bis 90 Euro
Schweiz	50 bis 90 Franken
USA	27 bis 50 US-Dollar
Großbritannien	20 bis 40 Pfund
Spanien/Kanaren	50 bis 90 Euro

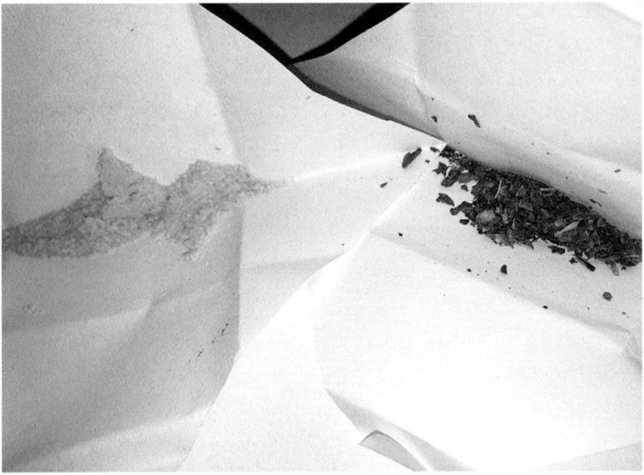

N,N-DMT (links) versus Changa (rechts)

Rauchbares Ayahuasca

Reprint aus *Entheogene 2*, Winter 1994/1995

In den Neunzigerjahren gab es eine von Jim DeKorne und Bert Marco Schuldes herausgegebene psychonautische Zeitschrift namens *Entheogene*, die deutschsprachige Antwort auf die US-amerikanische „*The Entheogen Review*". Das Heft erschien leider nur sechsmal, bevor Bert Marco Schuldes (1955 bis 2012) es aufgeben musste. *Entheogene* stellte ein in liebevoller Kleinarbeit produziertes Forum für Psychonauten dar. Bereits 1994 veröffentlichte *Entheogene* die Übersetzung eines Beitrags, der die frühe Changa-Form beschreibt. Ich gebe diesen Beitrag in voller Länge wieder:

Ein mit Hilfe von Methylenchlorid gewonnener Extrakt aus *Phalaris arundinacea* (so wie in der Winter 93- und Frühjahr 94-Ausgabe der Entheogen Review beschrieben) wurde im Verhältnis 50:50 mit einem Extrakt aus *Peganum harmala* gemischt, indem beide in Äthanol gelöst wurden. Minzblätter wurden in der Lösung eingeweicht, den Äthanol ließ ich verdunsten.

Es wurde ein tiefer Zug geraucht. Die Erfahrung war (wie *Gracie* und *Zarkov* zu sagen pflegen): „qualitativ verschieden" von dem reinen Phalaris-Extrakt. Die Rasse von Phalaris, die in diesem Experiment verwendet wurde, enthielt hauptsächlich 5-MeO-DMT, das für sich alleine geraucht einen extrem intensiven „Trip" hervorruft. Wird der MAO-hemmende Harmala-Extrakt hinzugefügt, scheint die Erfahrung etwas länger zu dauern und deutlich gleichmäßiger, sanfter zu verlaufen. Das vorherrschende Gefühl lässt sich am Besten als „Ganzkörperorgasmus" beschreiben. (Ich habe eine Hypothese, nach der 5-MeO-DMT und DMT die Chakras entlang des zerebrospinalen Systems beeinflussen). Die meisten Leute, die diese Kombination getestet haben, ziehen sie dem reinen Phalaris- Extrakt vor.

Eine Abwandlung dieses „rauchbaren Ayahuascas", das zuerst von *Gracie* und *Zarkov* in „Notizen aus dem Untergrund" Nr. 7, 1985, beschrieben wurde, ist es, drei Züge des Harmala-Extraktes vor einem Zug Phalaris zu rauchen. (Harmala ist überraschend sanft und angenehm zu rauchen. Seine Hauptwirkung ist mild beruhigend, aber nicht halluzinogen.)

In Kombination mit Phalaris scheint dies stärkere Wirkungen zu geben als die erste Methode, obwohl es immer noch die „fremdartige" Intensität des 5-MeO-DMTs abpuffert. Es unterliegt keinem Zweifel, dass der Gebrauch von MAO-Hemmern zusammen mit diesen Tryptaminen in synergistischer Weise zu einer „qualitativ verschiedenen" Erfahrung führt, die nach meiner Ansicht sehr viel „freundlicher" ist.

Gavllan

Die originären Changa-Blends

Changa is quite possibly one of the most amazing innovations in the technology of the sacred in our lifetime.

Introduction to Changa, Nexus (Internet: 2)

In diesem Abschnitt schauen wir uns zunächst den als original überlieferten Changa-Blend Julian Palmers und seine Zusammensetzung sowie einige andere Rezepturen an und werfen danach einen Blick auf einzelne pflanzliche Ingredienzien und ihre speziellen pharmakologischen Eigenschaften, die das Changa durch Synergiebildungen in der Wirksamkeit beeinflussen (sollen). Wie wir im Abschnitt zur Geschichte des Changa gelernt haben, war die ursprüngliche Variante dieser Mixtur einfach aus DMT-Extrakt und Caapi-Blättern hergestellt. Was wir heute unter originärem Changa verstehen, ist bereits eine Weiterentwicklung der Komposition.

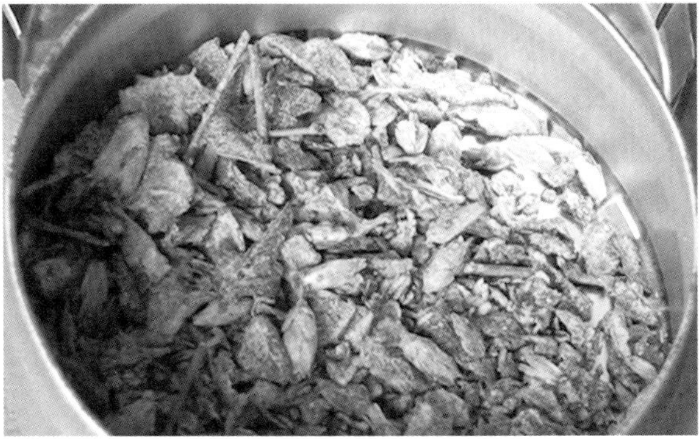

Originärer Changa-Blend, so gesehen in Spanien.

Hier zwei Rezepturen solcher „originalen" Changa-Blends. Wer jemals ein originalgetreues Changa gehabt hat, weiß genau, wie es aussieht und kann es mühelos von den zahllosen weiteren Varianten, die es mittlerweile in Fülle gibt, unterscheiden.

Die originale Changa-Mischung von Julian Palmer besteht aus:

- N,N-DMT-Extrakt (aus *Acacia obtusifolia* oder anderen spp. extrahiert)
- Ayahuasca-Liane (*Banisteriopsis caapi*)
- Pfefferminze (*Mentha piperita*)
- Königskerze (*Verbascum densiflorum*)
- Passionsblume (*Passiflora* sp.)
- Blauem Lotus (*Nymphaea caerulea*)

Eine alternative bewährte Mixtur sieht wie folgt aus:

- N,N-DMT-Extrakt (meist aus *Acacia*-Blättern oder der Wurzelrinde der *Mimosa hostilis* extrahiert)
- 30 % Ayahuasca-Liane *Banisteriopsis caapi* (Blätter und Rinde)
- 30 % Aztekisches Traumgras *Calea zacatechichi* (Blätter, Stengel und Knospen vor der Fruchtreife)
- 20 % *Heimia salicifolia*
- 10 % *Justicia pectoralis*
- 10 % Damiana *Turnera diffusa*

Einzelne Bestandteile können variieren oder weggelassen sein.

Eine andere Rezeptur sieht folgende Mischung vor:

- N,N-DMT-Extrakt
- 30 % Ayahuasca-Liane *Banisteriopsis caapi* (Blätter)
- 20 % Damiana *Turnera diffusa* oder Königskerze *Verbascum* sp.
- 20 % Passionsblume *Passiflora* sp.
- 20 % Pfefferminze *Mentha piperita*
- 5 % *Calendula*
- 5 % Blauer Lotus

Additive Ingredienzien:

Ringelblume *Calendula officinalis*
Andere Seerosen-Arten (Wildpflanzen stehen unter Naturschutz!)
Blüten der Engelstrompete *Brugmansia sanguinea* oder anderer Arten

Für die modernen Changa-Rezepturen siehe den Abschnitt „Changa-Variationen".

Das Mengenverhältnis N,N-DMT/Kräuter

Das Mengenverhältnis des N,N-DMT zu den Kräutern ist je nach Changa-Blend unterschiedlich. Nicht selten wird ein 1:1-Gemisch angeboten, das heißt, dass DMT und die verwendeten Pflanzenteile zu jeweils 50 % im Blend vorhanden sind. Ein Beispiel wäre schlicht und ergreifend: 1 Gramm DMT auf 1 Gramm Kräutermischung. Dieses Verhältnis entspricht einem sehr starken Changa. Mit diesem Blend braucht es nicht viel, um einen Durchbruch zu erleben.

Eine andere, auch häufig angebotene Mischung kommt im Verhältnis 2:3 daher und ist ein wenig schwächer und daher auch besser zu dosieren. Das wären dann beispielsweise 5 Gramm DMT auf 7,5 Gramm Kräutermischung.

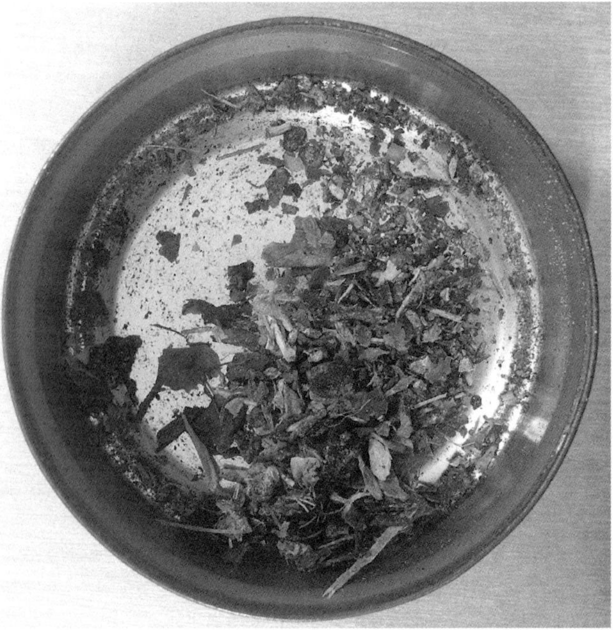

Mögliche pflanzliche Zutaten

Banisteriopsis caapi

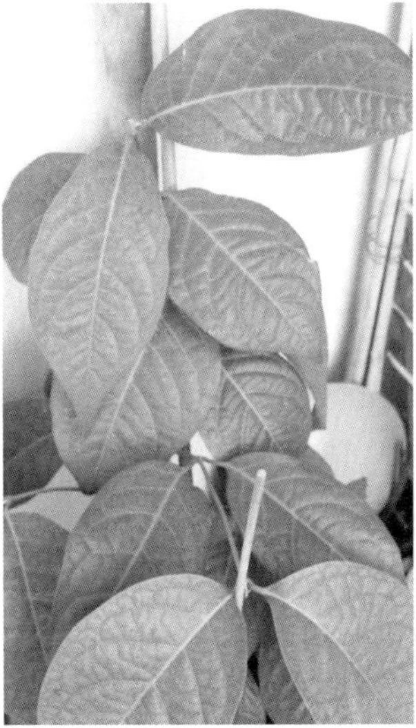

Die Verwendung der Ayahuasca-Liane *Banisteriopsis caapi* (*Malpighiaceae*, Malpighiengewächse) für den Changa-Blend macht aus diesem erst die rauchbare Evolution des Ayahuasca. Die Pflanze enthält Beta-Carboline in Form von Harmanalkaloiden (Harmin, Harmalin und Tetrahydroharman) und gibt dem Changa seine spezielle Note. Die Beta-Carboline sind in den Blättern, in der Rinde und im Stengel enthalten und wirken als reversible MAO-Hemmer (siehe dazu auch den folgenden Abschnitt) und intensivieren, verlängern und verändern die Erfahrung. Deshalb ist *Banisteriopsis* eine unverzichtbare Ingredienz des Changa. Manche, die ihr Changa selber herstellen, verwenden statt *Banisteriopsis* andere MAO-hemmende Pflanzen, zum Beispiel gemahlene bzw. pulverisierte Samen der Steppenraute *Peganum harmala* (bzw. ein Extrakt davon) oder *Passiflora*-Arten.

Nymphaea und andere Seerosen

Der Blaue Lotus *Nymphaea caerulea* aus der Familie der Seerosengewäüchse (*Nymphaeaceae*) ist Bestandteil von Julian Palmers Originalrezeptur. Nymphaea-Arten gehören wie auch die verwandte Gelbe Teichrose Nuphar lutea zu den psychoaktiven Pflanzen. Diese Seerosen stehen als Wildpflanzen unter Naturschutz. Sie wirken eher stimulierend und aufhellend als dämpfend. Christian Rätsch beruft sich in seiner Enzyklopädie auf die Autoren Goris und Crete: „Nupharin soll opiumartige Wirkungen haben und tranceähnliche Zustände hervorrufen." (Rätsch 1998: 395; Goris et Crete 1919). Er schreibt weiterhin, dass im Tierversuch papaverin- bzw. atropinanaloge Wirkungen beschrieben wurden.

Verbascum densiflorum

Die Großblütige Königskerze *Verbascum densiflorum* aus der Familie der Braunwurzgewächse (Scrophulariaceae) gehört ebenfalls zur originalen Rezeptur Julian Palmers und verleiht dem Rauch der Changa-Blends eine weichere Note und einen angenehmen Geschmack. Pharmakologische Effekte dürfte die Königskerze höchstens in synergistischer Weise bewirken. Die Pflanze selbst ist nicht als psychoaktiv bekannt.

Calea zacatechichi

Das Traumkraut *Calea zacatechichi* (*Compositae*, Korbblütler) ist zusammen mit *Banisteriopsis* die Hauptzutat eines weiterentwickelten Changa-Blends. Dass *Calea* aber tatsächlich einen merklichen Synergismus im Changa erzeugt, hält der Autor dieses Büchleins für Einbildung. *Calea zacatechichi* ist eine mild psychoaktive, trauminduzierende Pflanze, die unter anderem zur Unterstützung des luziden Träumens (das sind Klarträume, bei denen sich der Träumende darüber bewusst ist, dass er träumt) verwendet werden kann. Aufgrund dieser Affinität zum Träumen unterstellt man der Pflanze bzw. ihren Inhaltsstoffen eine Wechselwirkung mit DMT. Das mag sogar korrekt sein, nur ist zu bezweifeln, dass das Traumkraut einen direkt spürbaren Einfluss auf die Changa-DMT-Erfahrung haben kann. Tests mit Changa-Blends mit und ohne *Calea*-Zusatz könnten hier Aufschluss bringen. *Calea zacatechichi* enthält Sesquiterpenlactone, Flavone und ein Alkaloid.

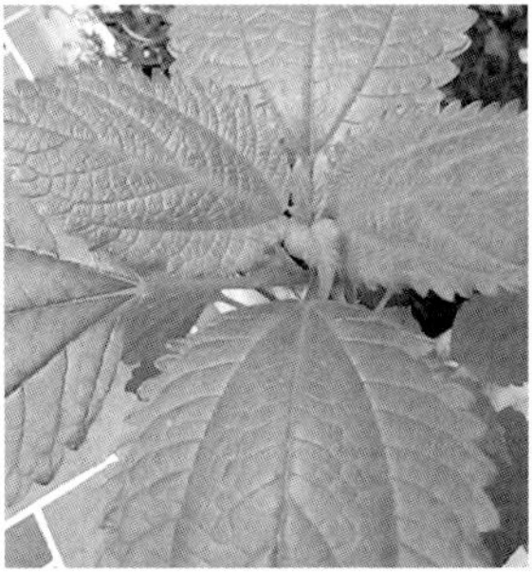

Justicia pectoralis

Justicia pectoralis var. *stenophylla* gehört zu den *Acanthaceae* (Bärenklaugewächse, Akanthusgewächse) und wird von venezolanischen Indianern als Schnupfpulver verwendet, wahrscheinlich meist im Zusammenspiel mit DMT-haltigen *Virola*- Spezies (vermutlich *Virola theiodora*). Früher nahm man an, dass *Justicia pectoralis* var. *stenophylla* selber N,N-DMT enthalte, so berichtete beispielsweise Schultes 1977 von der Anwesenheit von Tryptaminderivaten in *Justicia pec-*

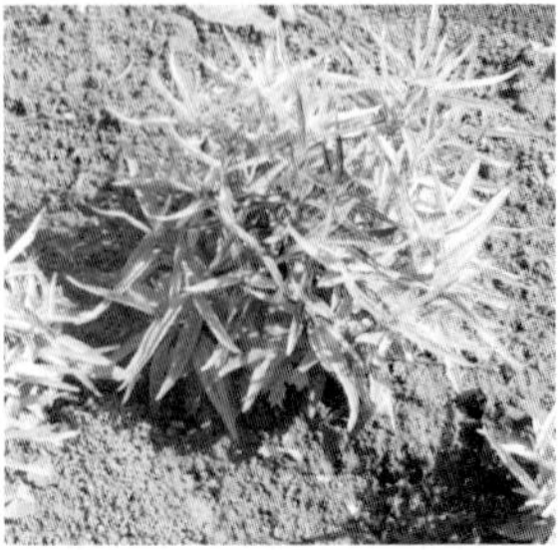

toralis, was sich aber später als falsch erwies. Für Changa ist insbesondere die Anwesenheit des duftenden und im Rauch weich schmeckenden Cumarins interessant, das bei der Trocknung der *Justicia*-Blätter reichlich entsteht. Die Pflanze enthält darüber hinaus ätherische Öle, Betain, Cumarine (z. B. Scopoletin), Benzopyrane, Justicidin und Umbelliferon sowie Spuren von Tryptamin und Vasicin (RÄTSCH 1998: 310).

Heimia salicifolia

Die Zweigspitzen und Blätter der in Mexiko heimischen *Heimia salicifolia* (*Lythraceae*, Weiderichgewächse) enthalten zahlreiche Alkaloide und dienen zuweilen als Changa-Additiv. Die Pflanze ist ein nur mild psychoaktives Gewächs, das dem Changa vermutlich nur wenig pharmakologische Veränderungen hinzuzufügen vermag.

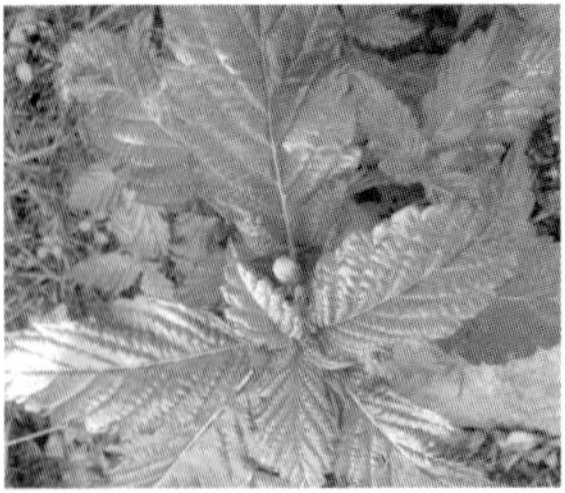

Turnera diffusa

Damiana aus der Familie der *Turneraceae* (Safranmalvengewächse) ist eine sehr milde psychoaktive Pflanze und Standardzutat des Changa. Sie verleiht dem Blend eine gute

Rauchbarkeit, wird aber pharmakologisch gesehen keine großen Synergien erzeugen. *Turnera diffusa* enthält ein ätherisches Öl mit etwa 20 aktiven Verbindungen, zum Beispiel Sesquiterpenen und Monoterpenen.

Passiflora-Arten

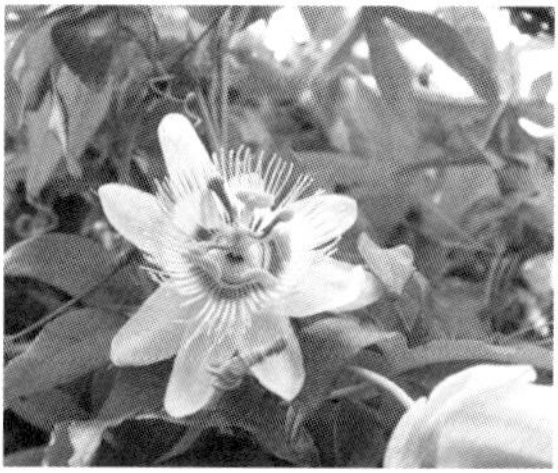

Passionsblumen sind milde psychoaktive Pflanzen, die sich gut rauchen lassen. Einige Arten, zum Beispiel *Passiflora jorullensis* (Kraut) und *Passiflora involucrata* (Wurzeln), enthalten MAO-hemmende Inhaltsstoffe, zum Beispiel Harman, Harmol, Harmin, Harmalol und Harmalin, die als Zusätze zum Changa nützlich sein können. Die immer wieder angegebene *Passiflora incarnata* hingegen enthält, entgegen früherer Annahmen, nur sehr wenige Beta-Carboline und ist als MAO-Hemmer nicht geeignet.

Salvia divinorum

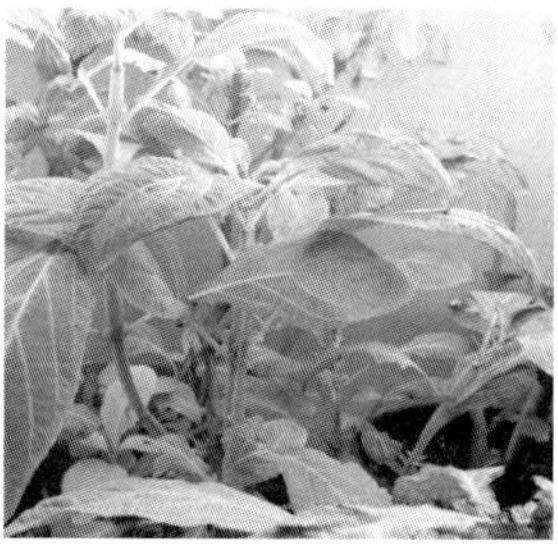

Die stark psychoaktive, dissoziativ wirkende *Salvia divinorum* (Aztekensalbei, Zaubersalbei, Wahrsagesalbei) wird gerne in Changa-Blends verwendet, weil sie erstens ohnehin (unter anderem und zumindest in Europa und den USA) ein Rauchkraut ist und darüber hinaus dem DMT eine recht bizarre und vor allem deutlich spürbare Note verleiht. Salvia-Erfahrungen sind für sich schon schwer zu beschreiben, im Falle des Synergismus mit dem DMT und den anderen Ingredienzien des Changa ist es nicht viel einfacher. *Salvia divinorum* schiebt die Changa-Erfahrung auf eine wahrhaft schräge Weise an. Soviel kann man sagen. Die getrockneten Salvia-Blätter werden dem Changa-Blend beigemischt. Es ist aber auch möglich, dem Changa während des Herstellungsprozesses einen Salvia-Flüssigextrakt beizugeben.

Sonderfall Steppenraute

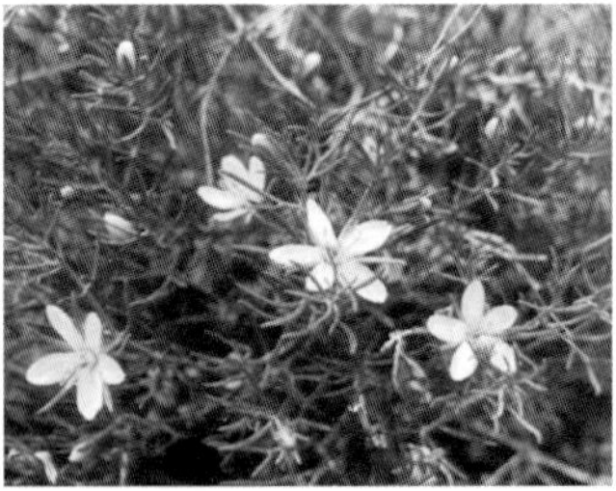

Das Kraut und die Samen der Steppenraute *Peganum harmala*, ihrerseits ein potenter pflanzlicher MAO-Hemmer, werden heutzutage besonders gerne in Changa-Blends verarbeitet und gelten als hervorragender Ersatz für die nicht überall leicht erhältliche Ayahuasca-Liane. Steppenraute enthält Harmin, Harmalin, Harmalol, Harmidin und andere Inhaltsstoffe und ist legal über den ethnobotanischen Fachhandel zu beziehen.

Vielfalt weiterer Ingredienzien

Prinzipiell können alle möglichen Pflanzen verwendet werden, um einen Changa-Blend zuzubereiten. Üblich sind neben den oben genannten das Kraut der Studentenblume *Tagetes*, Blätter des Kratombaums *Mitragyna speciosa*, Blätter des Habichtskrauts *Hieracium pilosella*, Marokkanische- und Pfeffer- minze, Beifuß, *Diplopterys cabrerana* (Chaliponga), *Salvia splendens* oder *sclarea* (Feuer- und Muskateller-Salbei), unterschiedliche Seerosen-Arten und viele andere, vor allem psychoaktive Gewächse. Prinzipiell sind der Fantasie des Changaleros keinerlei Grenzen gesetzt. Erlaubt ist, was gefällt.

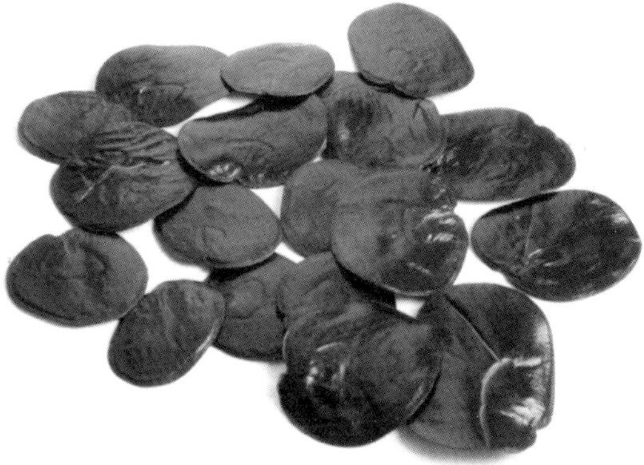

Auch die Samen von *Anadenanthera peregrina* können in Changa-Blends verarbeitet werden.

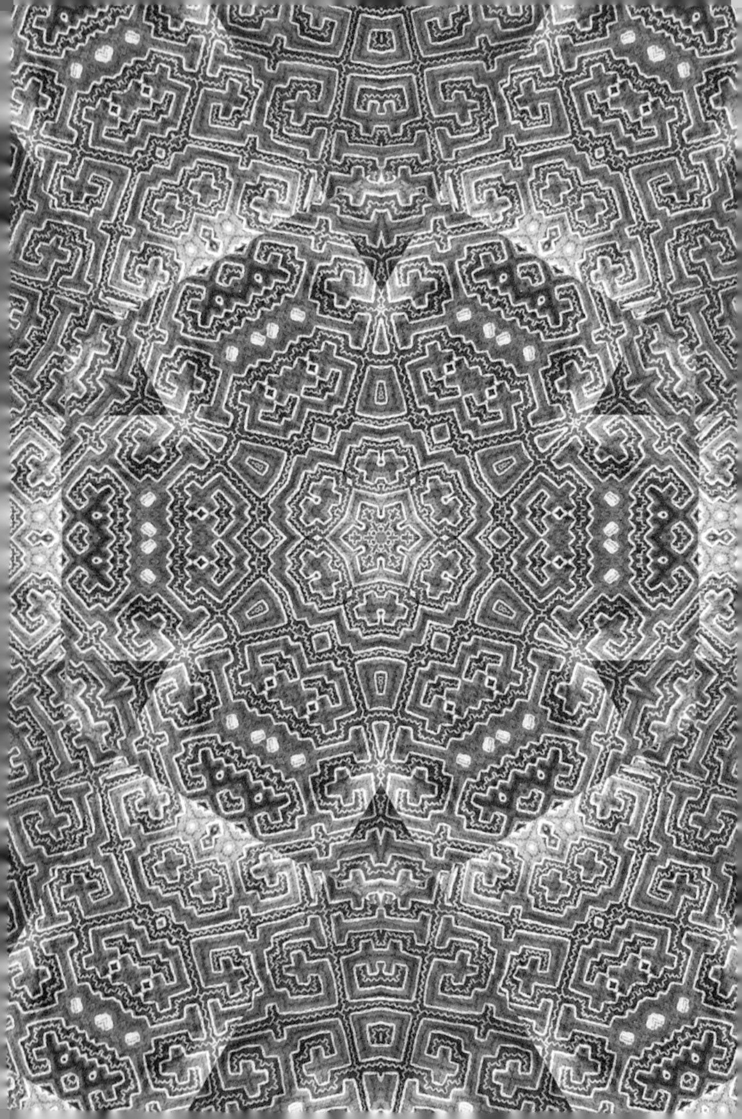

Über die Pharmakologie oder: MAO-Hemmer im Gehirn?

Wir wollen auf die Pharmakologie und das Phänomen Monoaminooxidase (MAO) nicht allzu sehr eingehen. Hier handelt es sich um Fachwissen, dessen umfassende Kenntnis nicht mal eben mit dem Lesen von ein, zwei Sätzen erworben werden kann. Es ist jedoch im Zusammenhang mit der Substanz Changa von Bedeutung, zumindest die Basics dieser Vorgänge zu kennen – einfach, um immer eine korrekte Handhabung zu gewährleisten und um zumindest in den Grundzügen zu wissen, worum es geht.

Die Monoaminooxidase ist ein Enzym-System, das „für den Abbau von Aminen verantwortlich ist" (Trachsel 2011: 38) und das im menschlichen Körper in zwei Typen vorliegt, Typ A und Typ B nämlich. In psychonautischen Diskussionsrunden, denen ich beiwohnte, wurde, wenn es um Changa und die enthaltenen MAOIs geht, immer wieder behauptet, dass die Monoaminooxidasen lediglich im Verdauungstrakt angesiedelt seien, nicht aber im Gehirn. Das ist allerdings nicht korrekt. In Wirklichkeit findet sich MAO im menschlichen Körper im Blut, im Magen, im Darm, in der Leber und eben im Gehirn.

Die Monoaminooxidase baut auch Dimethyltryptamin ab, weshalb DMT oral nicht aktiv ist. Das Prinzip der Ayahuasca ist nun, mittels Beta-Carbolinen, die nämlich MAO-hemmende Eigenschaften aufweisen, das DMT für die orale Einnahme verfügbar zu machen. Das Prinzip ist einfach: Die MAO wird gehemmt und das DMT kann ins Gehirn gelangen.

MAO-Hemmer haben zudem die Eigenschaft, Psychedelika in ihrer Wirksamkeit zu potenzieren und zu stabilisieren. Das gilt zum Beispiel auch für Psilocybin-Pilze und LSD, die ja oral auch ohne MAO-Hemmung aktiv sind. In diesem Fall verstärkt der MAO-Inhibitor die Wirkung des Psilocins bzw. des Acids.

Nun werden im Changa – das ist eines der Hauptmerkmale dieser Rauchmischung – MAO-Hemmer verwendet, um der DMT-Erfahrung einen anderen Charakter zu verleihen, eben einen Ayahuasca-ähnlichen. Meist kommt *Banisteriopsis caapi,* die Ayahuasca-Liane, zum Einsatz, zuweilen auch andere Pflanzen, wie die Passionsblume *Passiflora* sp. oder Samen der Steppenraute *Peganum harmala*, manchmal wird das Changa auch mit synthetischen Beta-Carbolinen oder entsprechenden Extrakten versetzt.

Nun kommt die Frage aller Fragen: Können Beta-Carboline in solch geringen Mengen, wie sie im Changa vorkommen, überhaupt eine pharmakologische Wirksamkeit entfalten? Jon Hanna hat einmal ausgerechnet, wie viele Beta-Carboline tatsächlich beim Rauchen von Changa aufgenommen werden: Caapi-Blätter enthalten zwischen 0,28 und 0,7 % Harmanalkaloide, das entspricht etwa 3 bis 7 Milligramm pro Gramm getrockneter Blätter. Hat man nun ein Changa, das, bezogen auf die Masse, aus 50 % DMT und 50 % Caapi-Blättern besteht, würde das bedeuten, dass ein Gramm Changa gerade mal 1,5 bis 3,5 Milligramm Harmanalkaloide enthält. Wenn dieses Gramm dann mit drei Personen geraucht wird, bleibt pro Proband kaum noch etwas von den MAO-Hemmern übrig (HANNA 2008). So weit die Rechnung. Jon Hanna fragte daraufhin den Kollegen Dennis McKenna vom Heffter Research Institute, ob es seiner Meinung nach sein könne, dass eine solch geringe Menge MAOI irgendeinen Einfluss auf die Wirkung der Rauchmischung haben kann. McKenna antwortete (aus dem Englischen übertragen): „Ich bin nicht sehr überrascht, dass es wirkt, denn obwohl die Menge, die man an Beta-Carbolinen raucht, gering ist, so wird sie doch direkt ins Gehirn transportiert und kann dort direkt ihre Wirkkraft entfalten. Das reicht offenbar, um die MAO im Gehirn vorübergehend zu hemmen" (HANNA 2008).

MAO-Hemmer im Changa = Diätpflicht?

Werfen wir noch einen anderen pharmakologischen Begriff in die Runde, um ein wenig Klarheit zu schaffen. Bei den für Ayahuasca und Analoga bedeutenden pflanzlichen Beta-Carbolinen vom Typ der Harmanalkaloide handelt es sich um sogenannte RIMAs, das sind Reversible Inhibitors of Monoamine Oxidase A, zu deutsch: reversible MAO-A-Hemmer, also Stoffe, die die MAO vom Typ A kurzzeitig hemmen. Solche MAO-Hemmer verlangen, im Gegensatz zu den pharmazeutischen und nicht reversiblen MAO-Hemmern, nicht unbedingt die langfristige Einhaltung einer speziellen Diät. Im Grunde gilt das schon für das originäre Ayahuasca. Es ist ein Gerücht, dass alle Ayahuasqueros diese Diät vor einer Yagé-Sitzung verlangen. Hier gibt es der Möglichkeiten viele: Manche Ayahuasqueros bestehen auf dieser Diät, die alles ausschließt, was sich mit MAO-Hemmern nicht vertragen könnte. Manche wiederum empfehlen lediglich den Verzicht auf bestimmte Substanzen und Gewohnheiten, wie zum Beispiel Alkohol, Tabak, Sex und andere. Es gibt aber auch Ayahuasqueros, die überhaupt keine Diätvorschriften vor einer Yagé-Sitzung kennen. Dann gibt es solche, die eine entsprechende Diät viele Tage im voraus empfehlen, und solche, die gerade mal einen oder zwei Tage oder gar nur ein paar Stunden vor der Sitzung diätische Vorschriften ins Spiel bringen. Wir sehen also: Die oft diskutierte Strenge, wenn es um Beta-Carboline und MAO-Diät beim Ayahuasca geht, ist häufig ein wenig überzogen und vor allem aus einer gewissen Unsicherheit heraus entstanden. Beim Changa ist ohnehin alles anders. Fakt ist: Von den über das Changa aufgenommenen und gerauchten oder vaporisierten Quantitäten an Beta-Carbolinen, die auf direktem Weg und damit unter Umgehung des Gastrointenstinaltrakts (Magen-Darm) ins Gehirn transportiert werden, geht weder eine akute Gefahr aus, noch ist eine spezielle Diät einzuhalten. Changa-Blends wurden im psychonautischen Untergrund bereits problemlos mit Amphetamin- und Methamphetaminderivaten, mit Tabak und Kaffee und allerlei anderen Genussmitteln kombiniert, die bei oraler MAOI-Einnahme kontraindiziert wären, und dies, ohne dass es je zu Zwischenfällen gekommen wäre.

Die Begriffe in der Übersicht:

MAO = Monoaminooxidase (A und B)
MAOI = MAO-Inhibitor = MAO-Hemmer
(lat. *inhibere* = anhalten, verhindern, unterbinden)
RIMA = Reversibler Inhibitor der MAO-A

Exkurs: DMT-Chemie für Dummies

N,N-DMT-Derivate

DMT	N,N-Dimethyltryptamin
5-MeO-DMT	5-Methoxy-N,N-Dimethyltryptamin
Psilocin	4-Hydroxy-N,N-Dimethyltryptamin
Psilocybin	4-Hydroxy-N,N-Dimethyltryptamin-Phosphorsäureester
Bufotenin	5-Hydroxy-N,N-Dimethyltryptamin

Exkurs: Was sind Beta-Carboline?

β-Carboline sind eine Klasse der Indolalkaloide und damit ebenfalls von Tryptamintypus. Einige β-Carboline induzieren eine reversible Hemmung des Monoaminooxidase-Systems. β-Carboline sind derzeit in 23 Pflanzenfamilien, in drei Pilzgattungen und in einer Vielzahl von Tiergeweben sowie im menschlichen Körperhaushalt zu finden. Außerdem finden sich β-Carboline interessanterweise in Marijuana- und Tabakrauch sowie in verschmortem Essen.

Beta-Carboline in Pflanzen (Auswahl)

Harman	*Passiflora*
Harmalin	*Banisteriopsis, Passiflora, Peganum*
Harmalol	*Passiflora, Peganum*
Harmidin	*Peganum*
Harmin	*Banisteriopsis, Passiflora, Peganum*
Harmol	*Passiflora*
Tetrahydroharman	*Banisteriopsis*

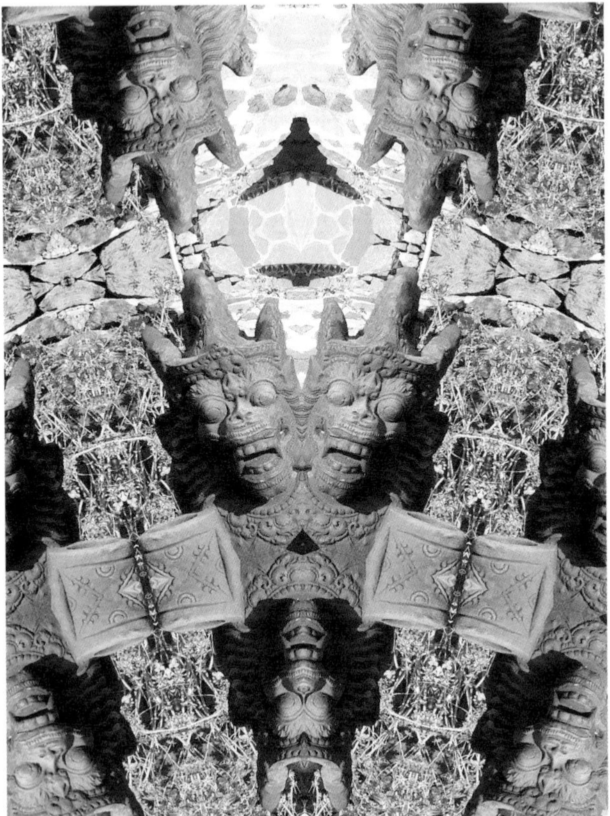

Was ist der Unterschied zwischen Ayahuasca und Changa?

Definition Ayahuasca

Entheogener amazonischer Schamanentrank bestehend aus

- *Banisteriopsis caapi (Ayahuasca-Liane) = Lieferant von Beta-Carbolinen (MAO-Hemmer) und*
- *Psychotria viridis (Chacruna) o. ä. = Lieferant des N,N-DMT*

Changa soll zwar die rauchbare Evolution des Ayahuasca sein und kann diesem Namen irgendwie auch gerecht werden. Auf der anderen Seite, auch wenn Changa dem Ayahuasca-Trank recht ähnlich (jedoch keinesfalls gleich) wirkt, bringt diese wundersame Ayahuasca-Rezeptur zum Rauchen einen ganz neuen Aspekt in die DMT-Erfahrung. Raucht man pures N,N-DMT, so erlebt man im besten Falle einen, sagen wir: kosmischen Durchbruch, der einen in außerirdische Welten, auf andere Planeten, auf andere Realitätsebenen, in andere Dimensionen, ja in andere Universen bringt. Das DMT wirkt dann wie eine psychedelische Rakete, die den Psychonauten sozusagen in Nullkommanix in andere Welten schickt. Trinkt man Ayahuasca, dann erfolgt der Wirkungseintritt langsamer und die Erfahrung geht sehr tief in die Gefilde des eigenen Bewusstseins und damit natürlich auch auf die kollektive Ebene, aber eben auf eine andere Art und Weise, als gerauchtes bzw. verdampftes DMT es bewirkt. Changa-DMT wiederum erweitert das Menü um eine Erfahrung, die zwar einen gemeinsamen Nenner hat – eben das DMT mit seinen durchaus typischen Erscheinungs- und Empfindungswelten –, die aber wieder andersartiger Natur ist. Changa ist sehr klar und deutlich, Changa ist ein Herzöffner und Tränenförderer, Changa hat medizinische Instant-Qualitäten, Changa zentriert den Geist auf den Punkt, Changa ist DMT-Zen. Die Effekte von Changa sind klarer, transparenter, schneller und zentrierter, als es bei Ayahuasca der Fall ist. Changa kann einen auch gut auf die Ayahuasca-Erfahrung vorbereiten. Was genau man sich unter der eigentlichen Changa-Erfahrung vorstellen kann, ist im Kapitel mit den Erfahrungsberichten nachzulesen.

Im Internet findet sich ein anonymisiertes Gespräch mit einer Person namens Chen Cho Dorge, bei der es sich ganz offensichtlich um einen eingeweihten Psychonauten handelt. Chen Cho Dorge ist Changa-Verfechter par excellence und nennt in dem auf Englisch geführten Gespräch diverse Unterschiede, die er zwischen Ayahuasca und Changa sieht. So sei Changa zum Beispiel immer freundlich und erzeuge nur selten bis nie furchteinflößende oder unangenehme Erfahrungen. Es sei zudem direkter und mehr auf den Punkt als Ayahuasca, außerdem entfalle die beim Ayahuasca übliche Übelkeit, die in den meisten Fällen vom Beta-Carbolin Harmalin ausgelöst würde, das zudem im Ayahuasca-Trank über den Magen-Darm-Trakt aufgenommen wird. Beim Changa würden hauptsächlich Blätter der *Banisteriopsis caapi* verwendet, in denen nur sehr wenig Harmalin, dafür aber mehr Harmin und Tetrahydroharman enthalten ist. Zudem gelangen beim Changa die MAO-Hemmer direkt ins Gehirn und passieren nicht den Magen-Darm-Trakt, was wiederum schonender sei als beim Ayahuasca (Quelle: Chen Cho Dorge Interview on Changa Internet: 2). Wie wir aber im vorhergehenden Abschnitt gelernt haben, halten nicht einmal alle Ayahuasca-Schamanen eine entsprechende Diät ein, was uns darauf schließen lässt, dass die im Ayahuasca verwendeten Beta-Carboline deutlich weniger riskant im Umgang sind, als es bislang angenommen wird.

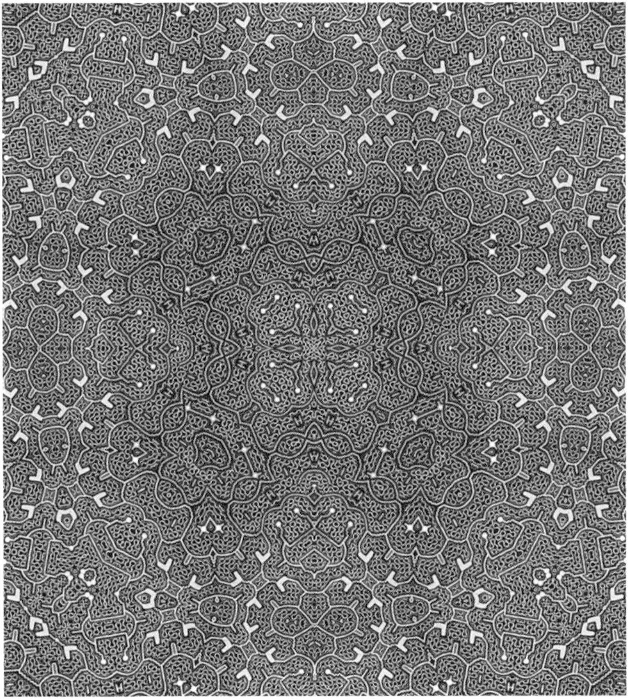

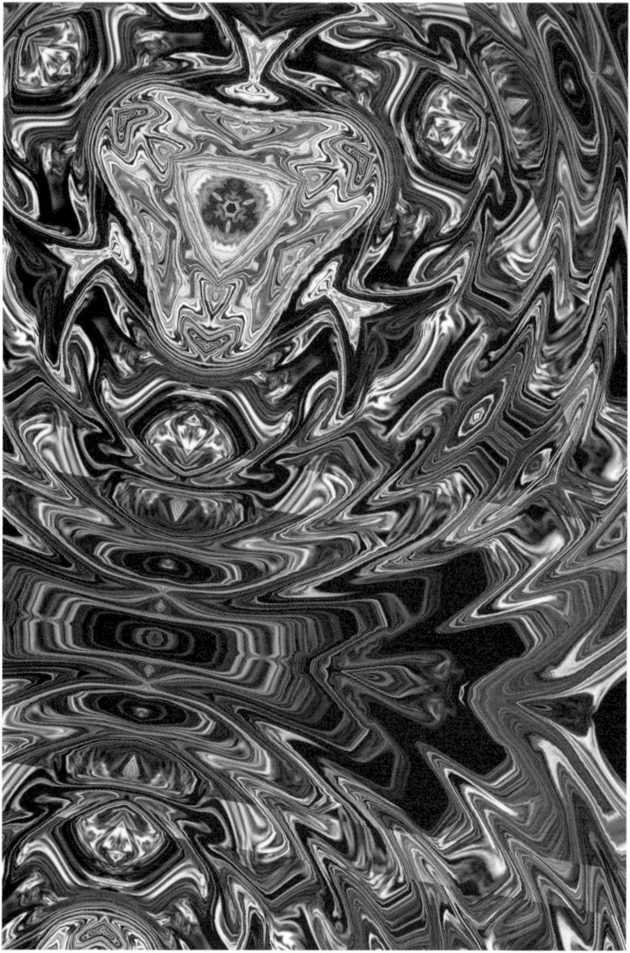

Geraucht oder verdampft: N,N-DMT vs. Changa

It was alleged to be the nuclear bomb of the psychedelic family.

Tim Leary über DMT

N,N-DMT wird normalerweise, wenn es „geraucht" wird, wie man so schön sagt, in Wahrheit gar nicht wirklich geraucht, sondern verdampft, also vaporisiert. Hier verhält es sich, wie mit dem sogenannten Rauchen von Opium. Auch das Opium sollte nicht verbrannt, sondern lediglich verdampft werden, damit die Opiumalkaloide, insbesondere Morphin und Codein, nicht durch die Hitze beeinträchtigt oder gar vollends zerstört werden. Genauso beim DMT: Die Flamme sollte mit dem DMT nicht in Berührung kommen, um das Molekül nicht zu behelligen.

Man muss wissen, dass N,N-DMT (und auch die verwandten Derivate) unter Hitze-Einfluss recht schnell zerfallen. DMT wird deshalb also in der Regel in einer Glaspfeife oder in einem Vaporizer verdampft, obgleich auch das normale Rauchen grundsätzlich funktioniert. Wird das DMT verbrannt, darf der Psychonaut jedoch keine allzu heftige Erfahrung erwarten, wurde doch ein Großteil des Wirkstoffs durch die Flamme zunichte gemacht. Hat das DMT hingegen die Möglichkeit, genüsslich zu schmelzen, kann sich die volle Wirksamkeit des Moleküls einstellen. Merke also: DMT nicht rauchen, sondern verdampfen!

Beim Changa aber ist das ein wenig anders. Changa ist explizit als Rauchmischung erdacht und entworfen worden.

Changa wird in aller Regel in der Pfeife, meist in der Bong, oder auch im Joint geraucht und entfaltet dennoch eine ungeheure Wirksamkeit. Im Vergleich zu purem N,N-DMT benötigt man im Übrigen weniger Changa für eine volle Erfahrung. Siehe dazu den nachfolgenden Abschnitt „Zur Dosierung". Aber natürlich kann Changa auch im Vaporizer genossen werden, das empfiehlt sich im Grunde sogar, denn erst dann ist man in der Lage, den enthaltenen Wirkstoffmix zu annähernd 100 Prozent zu inhalieren. Weiteres dazu im Abschnitt zu den Konsumformen.

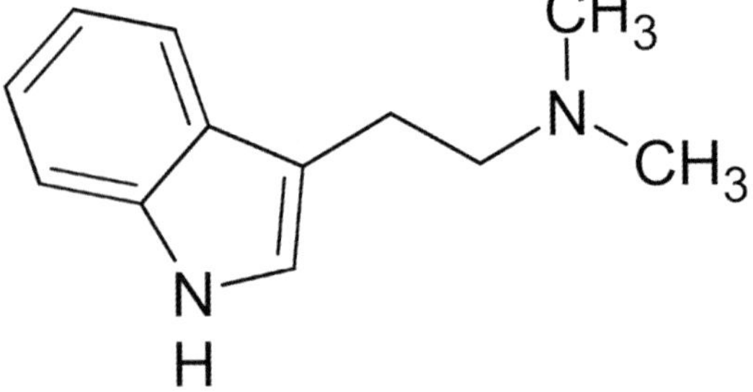

Strukturformel des N,N-DMT

Zur Dosierung

Eine übliche Dosis Changa liegt bei 0,1 Gramm pro Person und Hit, das sind 100 Milligramm – bei einem 1:1-Changa entspricht das 50 Milligramm DMT. Manche Psychonauten stopfen sich aber auch direkt 0,2 Gramm in die Pfeife, um eine sichere und sofortige Durchbrucherfahrung zu gewährleisten.

Siehe zum Mischungsverhältnis des DMT zu den verwendeten Kräutern auch den Abschnitt weiter oben: „Die originären Changa-Blends".

Zur korrekten Handhabe

Beim Changa kommt es, wie bei sonst kaum einem Entheogen, auf die richtige Anwendung an. Für eine Durchbrucherfahrung ist es wichtig, den Changarauch oder -dampf möglichst lange in der Lunge zu behalten. 15 bis 30 Sekunden sind hier der erfahrungsgemäße Standardwert. Erfahrene Psychonauten kennen das Prinzip schon von Cannabis, von Lachgas und von *Salvia divinorum*. Beim Changa spielt die Verweildauer des Vapors in der Lunge eine noch größere Rolle.

Dosis, Set und Setting

Jedes Psychedelikum, das gilt für DMT und seine Homologe und Derivate ganz besonders, verlangt die peinliche Einhaltung der Faustregel von Dosis, Set und Setting. Über die Dosis haben wir oben gesprochen, nun sei noch erwähnt, dass es von erheblicher Relevanz ist, beim Changa-Konsum darauf zu achten, dass möglichst alles stimmt. Die Befindlichkeit und Stimmung, die Umgebung und auch die personelle Zusammensetzung der Sitzung sollten optimal sein. Das heißt für die Umgebung: entweder ein angenehmes gemütliches und psychedelisches Setting drinnen mit Räucherwerk und passender musikalischer und visueller Untermalung oder gar draußen in der Natur, am besten in der Nähe eines Gewässers oder im Wald. Was die Mitreisenden angeht, so empfiehlt es sich, sich mit vertrauten Personen zu umgeben, vor denen man keine Scheu, keine Scham und keine Peinlichkeiten kennt.

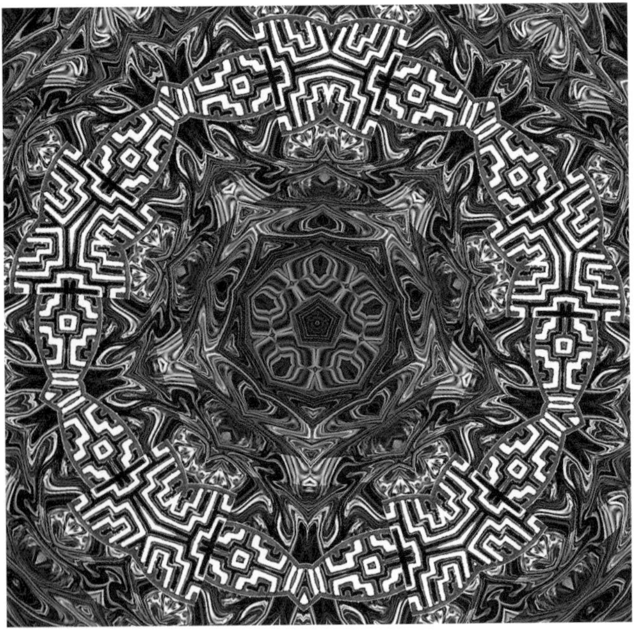

Zur Wirkung

Wie man sich die psychedelische Wirkung des Changa vorstellen kann, werden wir im Kapitel mit den Erfahrungsberichten erörtern. In diesem Abschnitt schauen wir uns einige typische Charakteristika des Wirkprofils von Changa an. Zu den körperlichen Wirkungen des DMT siehe den Abschnitt „Gefahren und rechtliche Hinweise".

Zur Dauer der Erfahrung

Eine Changa-Erfahrung dauert, je nach Dosis, Set und Setting, zwischen 5 und 20 Minuten. Eine komplette Durchbrucherfahrung bewegt sich meist im Rahmen von 10 bis 15 Minuten. Nach der Erfahrung verweilt man für etwa eine halbe bis eine Stunde stoned in einem angenehmen Changa-DMT-Afterglow.

Changa-Finger

Viele Changaleros berichten von den sogenannten Changa-Fingern. Das ist ein Gefühl, das kurz nach dem Ziehen an der Changa-Bong beginnt und sich anfühlt, als seien die Fingerspitzen wie elektrisch geladen und als ginge von ihnen eine gewisse „Zauberkraft" aus. Dies ist ein Phänomen, das bei anderen DMT-Erfahrungen nicht gerade üblich ist.

Kribbeln im Nacken

Dieses Kribbeln im Nacken und dieses von den Zehen aufsteigende Kribbeln im ganzen Körper kurz nach der Einfahrt des Stoffes, kennt der erfahrene Psychonaut möglicherweise von intravenösen DMT-Erfahrungen. Beim Rauchen von reinem

DMT und beim Ayahuasca-Trinken tritt dies nur sehr selten, bei den meisten nie auf. Bei Changa hingegen haben wir dieses Phänomen häufig.

Animismus

Unter Changa-Einfluss kann man leicht in den Dialog mit den Dingen treten, so beispielsweise mit Lebensformen, wie Pflanzen, Steinen etc., aber auch mit scheinbar unbelebten Gegenständen, wie Figuren, Gegenständen usw. Dieser Dialog erscheint dem Changanauten in diesem Augenblick dann häufig als ganz normal. Ein wunderbares Phänomen, das uns wieder back to the roots bringen kann!

Sonderfall Phalaris-Changa

In diesem Büchlein wird auch von Phalaris-Gräsern und dem daraus zubereiteten Changa die Rede sein. Ein Changa-

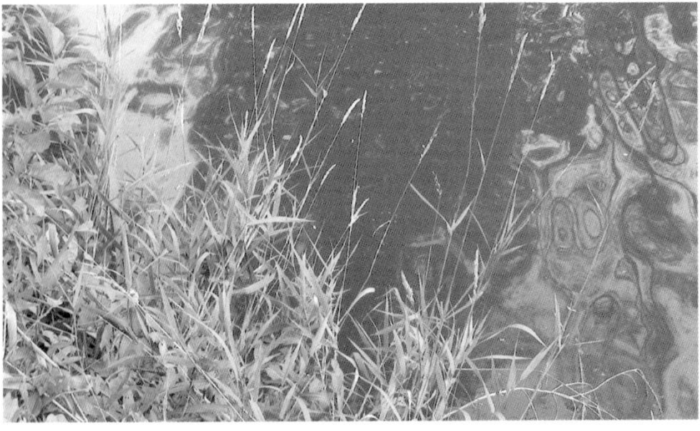

Phalaris arundinacea – aufgenommen in Nordhessen

Blend, der zum Beispiel mit *Phalaris arundinacea* hergestellt wurde, hat im Gegensatz zu den „herkömmlichen" Changa-Blends außergewöhnliche Eigenschaften. Hier ein mir mündlich zugetragener Erfahrungsbericht dazu: „Zieht man an diesem Changa einen kräftigen Hit, so eröffnet sich kurz darauf eine komplett andere Kulisse, eine ausgetauschte Welt, die zwar von den Konturen her noch so aussieht wie die Alltagswelt, die aber komplett aus Lego oder Playmobil oder einer anderen Kunststoffvariante konstruiert zu sein scheint. Alles erscheint plastikartig, robotoid, schrill, bunt und äußerst eckig. Es gibt keine runden Formen mehr, alles ist eckig."

Diese Eigenart des Phalaris-Changa wird vermutlich den Inhaltsstoffen des Grases zuzuschreiben sein. *Phalaris arundinacea* enthält nämlich nicht nur N,N-DMT, sondern ebenfalls 5-MeO-DMT und auch noch andere Substanzen. Mehr dazu im weiteren Verlauf des Buches.

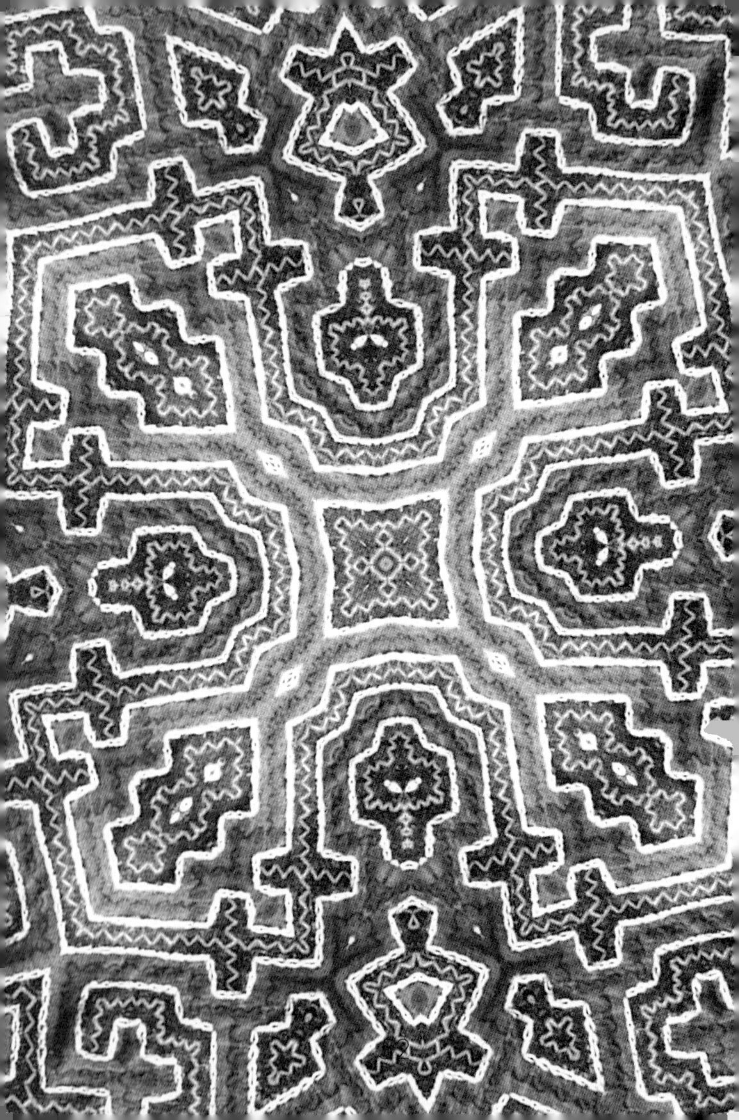

Konsumtechniken

Bong

Die klassische Wasserpfeife ist wohl das am häufigsten verwendete Paraphernalium, um Changa zu rauchen. Mit der Bong ist das Rauchen angenehm, es kratzt nur wenig im Hals, und das DMT lässt sich ganz gut inhalieren, auch wenn man vielleicht eher eine Abneigung gegenüber dem sehr eigentümlichen Geschmack dieses Moleküls hat (von dem übrigens manche Psychonauten behaupten, es sei definitiv der Geschmack des Todes). N,N-DMT scheint dieses Rauchwerkzeug, die Bong, im Vergleich zu anderen Geräten zu „mögen", was letzten Endes daran liegen könnte, dass DMT in irgendeiner Art und Weise eine ganz besondere Beziehung zum Wasser zu haben scheint. Raucht man DMT in der Nähe eines Wassers oder eben vermittels einer Wasserpfeife, so scheint sich für einige Psychonauten eine deutlich andere Wirkung einzustellen, als es der Fall ist, wenn keinerlei Wasser in der Nähe ist. Das DMT scheint dann „freundlicher" zu werden. Zu diesem Schluss kommt auch der inzwischen verstorbene Kollege Joseph Vivian a. k. a. D. M. Turner in seinem Buch „Der Psychedelische Reiseführer", wo er aufgrund eigener Erfahrungen die These aufstellt, dass es sich beim DMT-Geist um einen Wassergeist handelt. So hat der Autor in der Wüste exorbitant negative und furchteinflößende Erfahrungen mit DMT gemacht, während er in der Nähe eines Gewässers oder gar auf dem Wasser stets höchst genussvolle und selbstentgrenzende Erfahrungen machen durfte. Die Vermutung mit der Beziehung zum Wasser liegt gar nicht so fern, sind doch viele der uns bekannten DMT-Pflanzen typische Wassergewächse, zum Beispiel die im deutschsprachigen Raum anzutreffenden DMT-Pflanzen *Phragmites australis* (Schilfrohr), die *Phalaris*-Arten (Rohrglanzgräser) und das Pfahlrohr *Arundo donax*. Außerdem ist DMT nachgewiesenermaßen das Molekül des Bewusstseins – bei Mensch, Tier und Pflanze gleichermaßen – und wir Lebewesen kommen nun mal entwicklungsgeschichtlich aus dem Wasser, bestehen zu etwa 50 bis 80 Prozent aus Wasser und brauchen Wasser, um überhaupt leben zu können. Wasser ist das Molekül des Lebens, DMT das Molekül des Bewusstseins. Alles Leben entspringt dem Bewusstsein – und peng: Da haben wir unsere Verbindung. Aber wir schweifen ab. Kommen wir zurück zu den Rauchgeräten. Fazit: Die Wasserpfeife ist ein geeignetes Werkzeug zum Rauchen vom Changa. Manche verwenden die Wasserpfeife übrigens ohne Zusatz von Wasser. Weshalb, bleibt fraglich.

Idealerweise kommt die Flamme des Feuerzeugs nicht in Berührung mit dem Changa, sondern erhitzt es lediglich, damit eine größere Ausbeute des DMTs erreicht wird. Siehe dazu auch den Abschnitt unten zum Rauchen mit Glas- und anderen Pfeifen.

Shake&Vape, VaporGenie und ähnliche

Mit diesen Glaspfeifen, die eigentlich Vaporisatoren sind, lassen sich DMT und DMT-Derivate sowie natürlich Changa herrlich genießen. Das Changa wird hier nicht verbrannt, sondern nur erhitzt, bis sich die enthaltenen Moleküle in Gasform lösen und einen Dampf ergeben. Das Material wird meist einfach in den Pfeifenkopf eingefüllt und das Ganze von außen mit einem Torch-Feuerzeug oder ähnlichen Burnern erhitzt. Wenn sich der Vapor gebildet hat, wird langsam, aber kräftig inhaliert. Und damit kommen wir zum Prinzip und den Vorteilen des Vaporisierens von Changa:

Vaporizer

Es ist darüber hinaus natürlich trotzdem möglich, das Changa im Vaporizer zu verdampfen. Das ist auch auf jeden Fall immer noch die effektivste Methode, weil damit der gesamte Wirkstoff aufgenommen wird und wirklich gar nichts verbrennt. Die Fachleute des alteingesessenen deutschen Vaporizing-Unternehmens Research & Experience (Heidelberg) empfehlen in ihren Richtlinien zu den Siedepunkten eine Temperatur von 170 Grad Celsius für DMT-haltige Pflanzen (SCHULDES 2011: 156f.). Zwar schmilzt N,N-DMT schon bei sehr niedrigen Temperaturen, nämlich bei 60 bis 80 Grad Celsius (O'NEIL 2006: 553), andere Quellen sprechen gar von 46 Grad als Schmelzpunkt des DMT (HAYNES 2010/11: 3-200). Allerdings handelt es sich bei Changa ja um eine pflanzliche Rauchmischung, die Beta-Carboline enthält, die ebenfalls gelöst werden sollen, und diese haben einen deutlich höheren Siedepunkt als DMT. Sasha und Ann Shulgin geben zum Beispiel in ihrem Werk *TiHKAL* an, dass Harmalin – eines der wichtigsten Beta-Carboline in Changa – seinen Schmelzpunkt bei 242 bis 244 Grad Celsius hat, jedoch bereits ab 189 Grad sublimiert, also in einen gasförmigen Zustand übergeht. Werte für andere Beta-Carboline, die im Changa wichtig sind (ungefähre Angaben): Harman: 230 °C, Harmin: 262 °C, Tetrahydroharman: 144 bis 180° C.

Wir sollten also am besten vergessen, dass DMT bei deutlich geringeren Temperaturen schmilzt. Es gibt Psychonauten, die einfach die Voreinstellungen für Cannabis (standardmäßig um die 190 Grad) an ihrem Vaporizer belassen (oder einen Vaporizer verwenden, bei dem man keine Einstellungen vornehmen kann), um Changa zu verdampfen – und es funktioniert ganz hervorragend. Changa im Vaporizer ist auf jeden Fall eine wirksame Angelegenheit und damit eine gute Idee.

Glaspfeife/Pfeife

Mit einer Glaspfeife oder jeder anderen Pfeife lässt Changa sich auch rauchen. Entweder man raucht das Material direkt, oder aber man versucht, die Flamme nicht mit dem Changa in Berührung zu bringen. Dabei sollte man versuchen, mindestens einen bis zwei Zentimeter Abstand von der Flamme zum Material einzuhalten und durch vorsichtiges Ziehen das Changa zu erhitzen. Diese Technik ist die optimale, wenn man Changa mit einer maximalen Ausbeute durch die Pfeife oder die Bong rauchen will.

Flaschenblech

Eine etwas rustikale Methode ist das Rauchen eines Blechs. Das wird allerdings nicht auf die gleiche Weise praktiziert, wie zum Beispiel Heroin oder Crystal Meth auf Alufolie mit Hilfe eines Strohhalms geraucht werden. Beim Changa kommt es darauf an, einen möglichst guten Hit auf einmal in die Lunge zu bekommen, sodass man ein Behältnis benötigt, in dem der Vapor gesammelt wird. Beim Flaschenblech wird ein Stück Alufolie an der Unterseite einer unten abgeschnittenen Plastikflasche befestigt. Auf der Alufolie selber wird das DMT aufgebracht und von unten mit einem Feuerzeug erhitzt. Ist das Material ausgezogen und die Flasche mit Changa-Vapor gefüllt, zieht man oben am Flaschenhals den Deckel ab und inhaliert. Das Ganze erinnert vielleicht ein wenig an die Kifftechnik des Eimerrauchens – aber es funktioniert!

Exkurs: „Changarette"?

Changa in Papier gerollt – ein Changa-Joint, die „Changarette"? Was sich zunächst eigenartig anhört, weil Changa schließlich in der Pfeife am effektivsten geraucht werden kann, entpuppt sich beim näheren Hinsehen als gar keine so schlechte Idee für visionäre Psychonautenrunden, in denen es nicht allzu heftig zur Sache gehen soll. Schon allein deshalb, weil ein oder zwei – zugegeben großzügige, und das im wahrsten Wortsinne: groß-zügige – Hits an der Changarette in aller Regel und bei durchschnittlich empfänglichen Psychonauten ausreichen, um eine fünf- bis zehnminütige Changa-DMT-Erfahrung zu haben. Denkbar wäre zum Beispiel die Praxis, einen dicken Changa-Joint zu rollen, an dem jeder in der Runde ein, zwei fette Hits raucht und ihn schnell weitergibt, bevor ausgeatmet wird, damit möglichst wenig Changa ungenutzt verbrennt. Problem: die schlechte Drehbarkeit von originärem Changa. Erstens ist das Material sehr krümelig, zweitens kommt es meist durchsetzt mit allerlei holzigen Stengelstückchen von *Calea zacatechichi* und zuweilen von *Heimia salicifolia* daher. Lösung: Stöckchen aussortieren (und nicht wegwerfen, da diese auch im DMT getränkt wurden! Lieber für die Verwendung in der Pfeife aufheben!) und das Changa zur Not mit gut drehbaren Kräutern leicht aufstrecken. Am besten nur sehr wenig, weil man mit der Streckung ja auch das DMT-/Kräuter-Verhältnis verändert. Tabak vermeiden! Zur schlechten Verwendbarkeit von Tabak mit Changa siehe den Abschnitt „Mischkonsum".

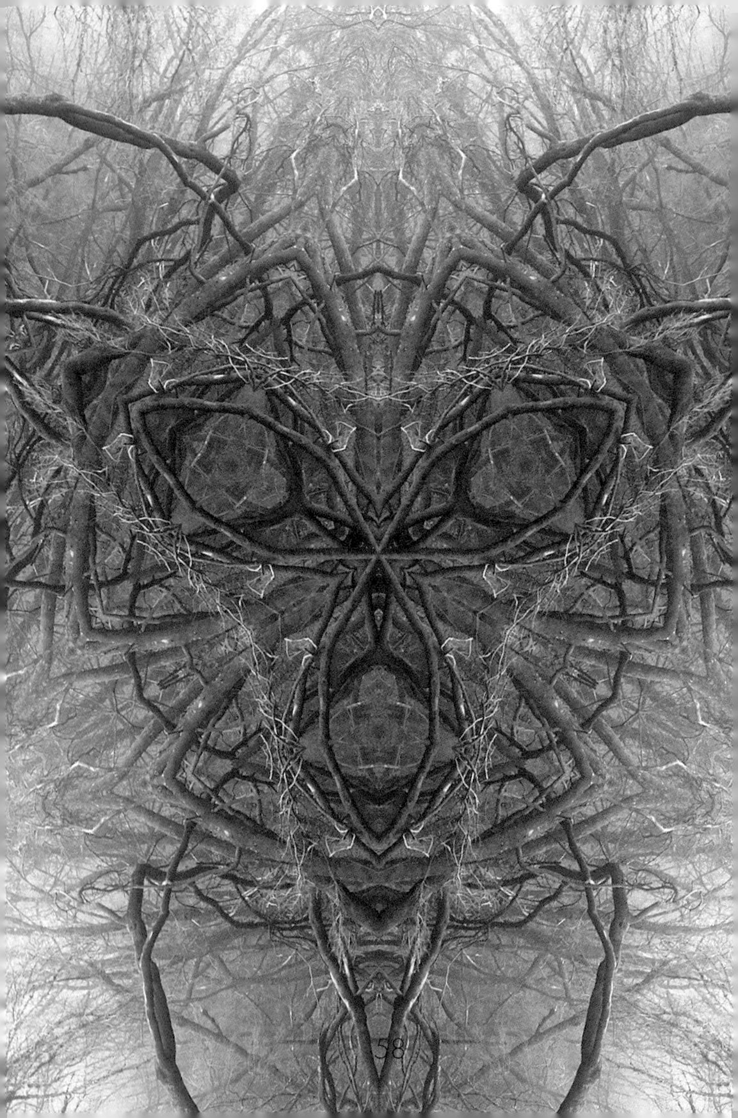

Changa-Rituale

Es gibt selbstverständlich keine traditionellen überlieferten Changa-Rituale, weil dieses Entheogen noch so jung ist. Es haben sich aber im psychonautischen Untergrund schon einige Rituale verbreitet, die für eine Changa-Erfahrung geeignet sind. Natürlich kann sich jeder auch sein eigenes Ritual erdenken und dieses dann praktizieren – lebendige Psychonautik ist die Kultur, die sich bei uns noch richtig etablieren darf.

Kreisrituale

Man kann verschiedene Konzepte eines Kreisrituals für die Changa-Sitzung adaptieren. Schön und sinnvoll ist zum Beispiel das Ritual, bei dem eine Flasche, ein Krug oder eine Schüssel mit Wasser in der Mitte der Changa-Runde platziert wird, damit das Wasser die Schwingungen auffängt, die während der Changa-Reise offenbar werden, anschließend trinken alle das energetisch geladene Wasser. Weil das DMT möglicherweise eine Affinität zum Wasser hat (siehe Abschnitt „Konsumtechniken"), kann dieses Ritual, das natürlich von individuellen Handlungen begleitet wird (Meditation, Räucherung, Gesang, Trommeln etc. pp.), ganz besonders heilsame Energien freisetzen und bündeln.

Talking Stick

In Anlehnung an die Peyote-Zeremonie kann in der Runde entweder vor oder nach der Changa-Erfahrung der Talking Stick herumgereicht werden. Derjenige, der den Talking Stick in den Händen hält, darf, muss aber nicht, erzählen, was er sich von der Changa-Reise erhofft bzw. was er auf seiner Changa-Reise erlebt hat. Dies ist ein schönes Ritual für intime Runden unter engen Freunden, das viele innige Verbindungen schaffen kann und heilsame Energien für die psychedelische Reise freisetzt.

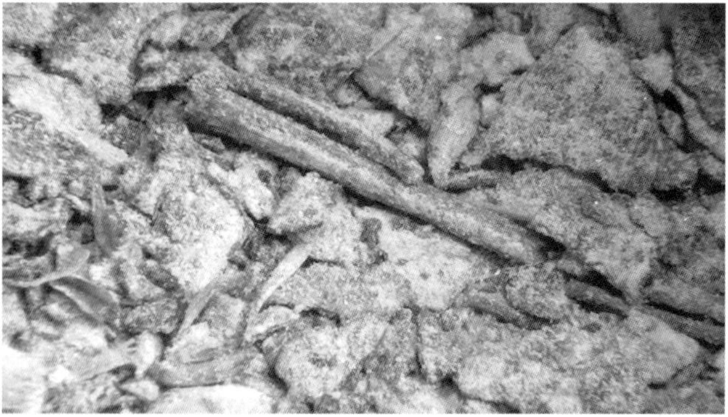

Nahaufnahme eines originären Changa-Blends

Erfahrungsberichte & Bioassays

Die im Folgenden aufgeführten Erfahrungsberichte stellen eine Sammlung aus persönlichen Weitergaben, unveröffentlichten Aufzeichnungen und Internetveröffentlichungen (die zum Großteil dem Psychedelik-Forum „Land der Träume" und anderen Drogenforen entnommen sind) dar. Aufgrund der politischen Brisanz hierzulande sind die Berichte anonym gehalten, auch wenn die Erfahrungen im einen oder anderen Fall in Gegenden gemacht wurden, in denen die betäubungsmittelrechtlichen Verordnungen nicht derart streng sind wie im deutschsprachigen Raum.

Legende:
[A] persönliche Weitergaben, unveröffentlichte Aufzeichnungen
[B] Internetquellen

Bericht 1

„Wenn du Changa rauchst, ist das, als ob da ein psychedelischer Fernseher angeschaltet wird. Zack, und du bist in einer komplett anderen Welt." (Beschreibung einer Erfahrung mit Phalaris-Changa.)[A]

Bericht 2

„Mit einer Menge, die auf den halben Fingernagel des kleinen Fingers passt, habe ich eine exorbitante psychedelische Erfahrung gemacht, die gefühlte drei Minuten andauerte. Zunächst verschwammen die Muster eines mit Hanfblättern bedruckten Tuchs, das an der gegenüberliegenden Wand hing, flossen ineinander, und in den Ohren machte sich ein Dröhnen breit. Mein Herz schlug kräftig und schnell, fast schon zu sehr, was aber (zusammen mit einer Erhöhung des Blutdrucks) eine Eigenschaft des DMT ist, die man so hinnehmen muss, und die auch gesunden Menschen keinerlei Probleme bereitet. Innerhalb von vielleicht zwei Sekunden durchzogen dann bunte – vornehmlich gelbe und rote, aber auch blaue und grüne – Plasmafäden das Zimmer und es öffneten sich tunnelartige Gänge, „Wurmlöcher", überall im Raum. Bei geschlossenen Augen waren die flüssigen und elektrisch erscheinenden Plasmafäden weiterhin sichtbar – es schien beim Schließen der Augen nur der „geistige Raum" zu wechseln. Bei geöffneten Augen war es ein heller, bei geschlossenen ein dunkler „Raum", in dem ich mich befand. Mir war zu jeder Zeit bewusst, dass ich unter dem Einfluss von DMT stand und mich in unserem Schlafzimmer befand. Ich hatte das Gefühl, als sei eine übermächtige unsichtbare Entität in meiner Nähe und ermahnte mich, mir gewahr zu werden, in diesem Fall nicht die Faustregel von Set und Setting eingehalten zu haben – ich hatte das Gefühl, irgendwie „zur Strafe" niedergedrückt zu werden, einen göttlichen psychedelischen Faustschlag abbekommen zu haben."[A]

Bericht 3

„Ich rauchte zwei tiefere Hits dieses komplett zauberhaften Changa-DMTs in einer Wasserpfeife, etwa 15 Sekunden später flutete es an. Ich war plötzlich kein Mensch mehr, sondern ein spinnenhaftes Alien in Menschengestalt. Ich hatte sechs oder acht Arme, die sich um meinen Körper wanden. Mein Blick fühlte sich an, wie Raubkatzenaugen aussehen. Oder stellt euch diese Vampire aus den Fernsehschmonzetten vor bzw. deren Augen – blitzend, scharf, nichts kann ihnen entgehen – mit stecknadelkopfgroßen Pupillen und von erschreckend stechender Farbe. Das war ich. Gleichzeitig bewegte ich mich, wie in einer Masse von flüssigem Plasma umherschwimmend – man kann sich das am besten vorstellen, wie man es aus dem Schwimmbad oder dem Badesee kennt. Die Bewegungen funktionieren unter Wasser ebenfalls nur in Zeitlupe, ganz so, wie es für mich in diesem Augenblick auf Changa war. Jede Bewegung passierte eher behäbig. Ich saß im Schneidersitz und hatte das Gefühl zu schweben. Ein Surren und Brummen, das so cremig wie flüssiges Gummi war, erfüllte den Raum, die Musik trat völlig in den Hintergrund. Binnen geschätzter 20 Sekunden – die Zeit ist auf DMT nicht mehr existent, und wenn doch, dann ist sie zumindest nicht mehr wichtig – verstärkte sich die Wirkung des Changa-DMT, alles im Raum war von einer vielfarbigen Aura umgeben. Die Muster im Teppich flossen wie Flüsse aus kristalloidem Gold. Ganze Welten offenbarten sich allein im Fußboden. Bei geschlossenen Augen öffnete sich ein weiter Bewusstseinsraum, der ganz ausgefüllt war mit den typischen Ayahuascamustern, die vorbeischossen, sich immer wieder in rasender Geschwindigkeit formierten, „auf mich", der ich im Grunde als Person nicht mehr existent war, zukamen, mich mitrissen, sich verflüchtigten und plötzlich kaum mehr greifbar waren für den Verstand. Alles passiert in einer Mikrowelt, wie es für mich auf DMT bekannt ist. Ich kenne diesen Bewusstseinszustand auch aus meiner Kindheit. Da geriet ich mit etwa sieben Jahren in einen ähnlichen Zustand, als ich mit hohem Fieber im Bett lag. Die ganze Welt, das ganze Universum bestand nur noch aus mikroskopisch kleinen Würfeln, von denen ich wenigstens einen zwischen meine Finger zu bekommen versuchte. Erfolglos, wohlgemerkt. Aber obwohl alles so mikroskopisch klein erscheint, besitzt diese Nanowelt aus Symbolen, Mustern und geometrischen Figuren doch eine unfassbare Präzision und mathematische Exaktheit und ist in ihrer ganzen Detailfülle beobachtbar.

Augen auf und den Raum inspiziert: Die Decken des Zimmers atmeten in tiefen Zügen – das Haus scheint ein ebensolches Bedürfnis nach Ventilation zu haben wie Mensch, Tier und Pflanze – und offenbarten eine Landschaft aus „Steinen, Furchen und Geröll", anders kann ich es nicht beschreiben. Im Grunde formte die atmende Zimmerdecke eine perfekte Mondlandschaft. Und alles lag in einem rosafarbenen Schimmer. Augen wieder zu und ab ging die Fahrt in tiefste Bewusstseinsgefilde. Vor mir setzte sich blitzschnell ein Mosaik zusammen, das aussah, wie aus weichem Metall geformt. Millionen von olivfarbenen Sechsecken bildeten im Verbund dieses DMT-typische Puzzle – jedes einzelne Puzzleteil wieder zwergenhaft klein und doch ultrapräzise gebaut und exakt zu erkennen. Dann zerbrach diese Mosaikwelt, die Fortsetzung der Erfahrung entzieht sich leider meiner Erinnerung. Nach etwa zehn Minuten normalisierte sich alles recht schnell, und ich verharrte in einem Zustand, den ich als DMT-stoned bezeichne."[A]

Bericht 4

„Ich traf mich an diesem Abend mit einem meiner besten Freunde, um gemeinsam eine Changa-Erfahrung zu machen. Mein Freund ist ein erfahrener Psychonaut, hatte jedoch noch nie eine echte DMT-Erfahrung gehabt, obwohl er zuvor schon mal an einer DMT-Pfeife gezogen und auch eine Ayahuasca-

Erfahrung bereits hinter sich gebracht hatte. Beide Male waren wohl ganz nett und aufschlussreich, aber eben nicht exorbitant, wie man sich das mit DMT vorstellt. Nun, es ist mit den Drogenerfahrungen so eine Sache. Es muss schon wirklich alles stimmen, damit ein psychedelisches Erlebnis von einer tieferen Intensität gekrönt sein kann. An diesem Abend stimmte jedenfalls einfach alles. Wir hatten uns gut eingestimmt – mit ordentlich Cannabis, mit 125 Milligramm MDMA und einigen guten Dosierungen Haze-Tropfen für jeden. Auf dem Peak der MDMA-Erfahrung kitzelten wir gefühlte Hunderte Male den Rausch bis zum Exzess, indem wir uns immer wieder Lachgas über einen Ballon applizierten. 16 Gramm N_2O pro Portion. Etwa gegen drei Uhr in der Nacht entschlossen wir uns, das Changa zu rauchen. Der MDMA-Turn war so gut wie abgeklungen, was ich wegen der im Changa anwesenden Beta-Carboline als besser empfand. Es ist zwar überhaupt nicht bekannt, ob akut wirksames MDMA sich mit Changa nicht verträgt, aber sicher ist sicher. Ich bereitete uns sodann die Bong zu – mit dem Vierfachen der Menge, die zwischen Daumen und Zeigefinger passt; und damit recht ordentlich. Zuerst zog mein Freund an der Bong und merkte auch nach 20 Sekunden nichts … ein neuer Zug also, diesmal etwas weniger zaghaft. Und dieser tat seine Wirkung: Mein Freund gab mir schnell die Pfeife und ließ sich langsam zurückfallen. Wir lagen nebeneinander auf einer Matratzenlandschaft mit vielen Decken und Kissen. Mein Freund verlor das Alltagsbewusstsein und begann, sich in der „Kuschelecke" hin und her zu winden. Ich sah das Lächeln auf seinem Gesicht und wusste, dass ich nun auch ziehen konnte. Ich musste mich um meinen Freund nicht sorgen. Nach einem kräftigen Zug an der Pfeife verlor ich für einen kurzen Moment das Bewusstsein und spürte meinen Körper nicht mehr. Ich war nicht mehr ich selber, sondern nur noch reines Bewusstsein. Ich legte mich, ohne es zunächst zu merken, auf den Rücken und tauchte in eine Welt ein, die bizarrer nicht hätte sein können. Der gesamte Raum bestand auf einmal aus plastischen und leuchtenden, glänzenden Kugeln, die sich in Lichtgeschwindigkeit um sich selbst drehten. Ich saß inmitten einer wirbelnden DNA-Doppelhelix, die sich von Millisekunde zu Millisekunde reproduzierte, verkleinerte, dann wieder aufblähte und das gesamte geistige Weltall ausfüllte. Aus seiner „Mitte" – so kann ich es nur beschreiben – transformierte sich eine der Kugeln zu einem Würfel, der auf mich zuwalzte, so dass in mir fast die Hoffnung keimte, der Trip möge aufhören. „Einfach hingeben", dachte ich – und wirbelte in diesem Moment schlagartig in einer unbeschreiblichen Geschwindigkeit durch ein Multiversum aus braunen, gelben und dunkelroten Dreiecken. In diesem Moment war ich mir nicht mehr bewusst, überhaupt eine Substanz genommen zu haben – mein Bewusstsein befand sich in einem komplett ausgewechselten Zustand. Meine Person war weder wichtig, noch wirklich vorhanden, eine nicht zu bewältigende Bilderflut, die ich im Nachhinein nicht mehr fassen und beschreiben kann, überfloss und durchströmte meinen reinen Geist, der nur noch im luftleeren Raum hing, geborgen in einem Vakuum, umgeben von Abermillionen von Bildern, deren Farbigkeit mit nichts auf der Welt verglichen werden kann, was wir von Bildern und Animationen her kennen. Im DMT-Space gibt es ein Unendliches an Farbnuancen mehr, als unseren alltäglichen Sinnen vertraut ist. Der Zustand hielt allerdings nicht lange an. Ich setzte mich auf und sah meinen Freund an, der auch gerade wieder „aufgetaucht" war. Er hatte sich in einen alten Indianer verwandelt, war um mindestens 30 Jahre gealtert – und auch ich hatte optisch wenigstens 40 Jahre zugelegt, wie mein Freund mir verriet.

Ich schaute den Teppich an und sah, dass dieser zu einem bunten Fluss reiner Energie geworden war. Ich sagte zu meinem Freund: „Guck mal den Teppich an, wie der fließt." Er sah genauer hin und bestätigte meine Beobachtung: „Wow, das war mir gar nicht aufgefallen", sagte er, und ich freute mich überirdisch, dass wir diese unfassbar geile Vision miteinander teilten, das selbe Phänomen wahrnahmen, uns darüber austauschen konnten. Das ist wieder mal ein Beweis, dass psychedelische Erfahrungen keine schnöden Projektionen des Gehirns sind, keine beliebigen Halluzinationen, sondern dass sie schlicht und ergreifend den Schleier des Alltagsbewusstseins wegwischen und damit den Zugang zu anderen Frequenzen, Sphären und Dimensionen öffnen.

Wir nahmen einen weiteren Zug an der Pfeife, ich für meinen Teil einen recht kräftigen, und das DMT schickte uns blitzartig zurück in die psychedelische Realität. Ich hatte nur einen Satz im Kopf: „Das Changa – jetzt hat es uns", genoss die unfassbare Bilderflut, die ich im Nachhinein nicht mal im Ansatz beschreiben könnte, und setzte mich in den Schneidersitz. Augenblicklich füllte sich der Raum mit den typischen Ayahuascamustern, die überall umherflossen. Ich konnte den Molekularaufbau der Umgebungsluft detailliert erkennen und das gesamte Lichtspektrum im Raum in seine einzelnen Frequenzen aufgespalten sehen. Dann schloss ich die Augen und wurde in ein Universum katapultiert, in dem es vor Comicfiguren nur so wimmelte. Ich kann mich von allen gesehenen Visionen in diesem Universum lediglich an eine lebhaft erinnern: Alles war voll mit Myriaden von winzigen Clowns. Ich kann nicht sagen, ob es Totenkopfclowns gewesen waren oder „normale". Jedenfalls machten sie auf mich zwar keinen explizit freundlichen, aber auch keinen feindlichen Eindruck, und ich verspürte keine Angst. In der Mitte dieses riesigen Feldes voller Clowns entpuppte sich plötzlich einer als der „Chef", die anderen bewegten sich ein wenig von ihm weg, so als wollten sie ihm Platz machen, und es wurde klar, dass er der „Anführer" war. Ich wollte ihn fragen, ob er mir etwas zu sagen habe, allerdings ließ in diesem Augenblick die DMT-Wirkung nach, und ich gelangte recht schnell zurück ins Alltagsbewusstsein. Auch weitere Züge an der mittlerweile fast leeren Pfeife konnten mich nicht mehr zurückbringen in die Clownswelt, um meine Frage zu stellen. Mein Freund war ebenfalls wieder zurück und erzählte, er habe soeben seine eigene Empfängnis erlebt, habe im Geburtskanal gesteckt und dort unsäglich exorbitante Erfahrungen gemacht. Wir haben in der Nacht von etwa 3 bis 6.30 Uhr über ein Gramm Changa und noch ein wenig *Mimosa*-Extrakt geraucht. Es war eine unglaubliche Nacht."[A]

Bericht 5

Ich rauchte das Changa zusammen mit zwei sehr guten Freunden, mitten in der Nacht und nach Einnahme diverser psychoaktiver Substanzen, Cannabis, Psilocybinpilze (etwa 2 Gramm *cyanescens*), MDMA (etwa 200 Milligramm auf 2 Einnahmen) und viel Lachgas. Ich rauchte das Changa zusammen mit einem 16-Gramm-Lachgasballon. Ich zog zuerst an der Pfeife und leerte dann den Ballon. Es war phantastisch. Ich weiß von der gesamten Erfahrung leider nur noch extrem wenig, konnte viel weniger mit ins Alltagsbewusstsein zurückbringen, als ich von anderen Changa-Erfahrungen mitnehmen konnte. Möglicherweise hat das am Lachgas gelegen. Woran ich mich jedoch noch lebhaft erinnern kann, ist, dass ich wie in ein psychedelisches Loch ohne Boden gefallen bin, Sekundenbruchteile lang, die mir vorkamen wie Myriaden, und an der Quelle des Lebens herauskam. Alles war so klar. Hier, in diesem raumlosen Raum, in dieser zeitlosen Zeit, ist die Schöpferkraft zuhause, wir nennen sie lapidar und vollkommen unzutreffend Gott, und sie sieht aus wie ein mathe-

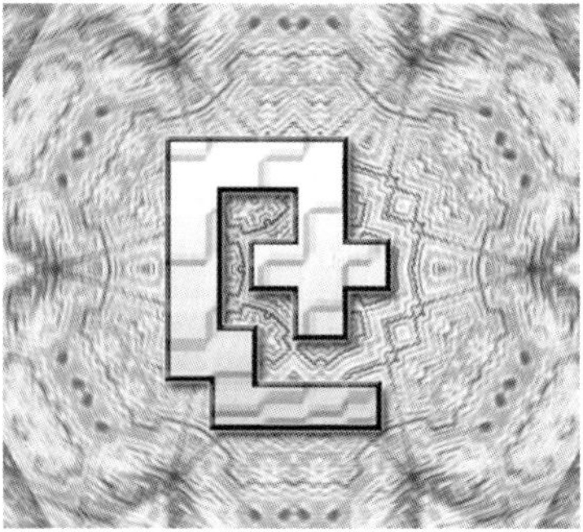

matisches Symbol, wie ein Pluszeichen mit einem Haken am oberen Ende, weil alles hier am Brunnen des Lebens aus mathematischen Symbolen und Zeichen besteht. Das Universum ist eine Abfolge von Primzahlen. Und die Schöpferkraft ist immer da, und sie ist wir, und wir sind sie.

Beim nächsten Zug an der Changa-Bong kam ich in einem Raum heraus, den ich schon Millionen Male besucht hatte.

Ich weiß zwar, dass ich auf einer Droge noch nie hier gewesen bin, aber dieser Raum, der in orange und gelb gehalten war und ebenfalls aus mathematischen Zeichen bestand, war mir derart bekannt, dass ich dachte: Wie konnte ich das nur vergessen? Das ist DER Raum, in den wir kommen, wenn wir sterben, und in den wir kommen, wenn wir wieder inkarnieren! Ich bin x-mal schon hier gewesen und werde x-mal noch herkommen. Wie konnte ich das nur vergessen?!

Einer meiner Freunde erzählte, als er von seiner Changa-Reise zurückkam, er sei in einem Paralleluniversum aufgewacht, in dem es uns alle gab und schon immer und in alle Ewigkeit. Und auch er sagte: „Wie konnte ich das nur vergessen? Alles war mir wieder so klar! Es ist doch immer so, aber wir vergessen es nur ständig wieder!"

Diese Changa-Nacht hat unsere Leben verändert. Sie war unvergesslich.[A]

Bericht 6

„Meine erste Changa-Erfahrung:
Mein Reisebegleiter und ich trafen uns am frühen Abend mit dem Ziel, Changa zu rauchen – für mich war es das erste Mal. Da ich schon viel über Changa gelesen und gehört hatte, musste erst der richtige Zeitpunkt kommen, um die Substanz zu genießen, da ich doch großen Respekt vor den tiefen DMT-Erfahrungen habe. Und dann war es soweit: Set und Setting waren ideal. Unsere Frauen waren über Nacht bei meinem Reisebegleiter zu Hause und wir hatten bei mir „sturmfreie Bude". Um uns auf die Changa-Erfahrung einzustimmen, haben wir zuerst etwa 125 mg MDMA genommen

und uns unsere Lieblingssets angehört. Ab und zu haben wir als kleinen Vorgeschmack auf die Changa-Erfahrung einen Ballon Lachgas inhaliert, was sich ja bekanntlich sehr gut mit MDMA kombinieren lässt. Als die MDMA-Erfahrung nachließ, befanden wir uns in der richtigen Stimmung, um das Changa auszuprobieren.

Ich zog an der Glaspfeife und war überrascht, wie gut ich das Changa inhalieren konnte. Der Geschmack und Geruch von DMT waren eindeutig zu erkennen, aber es war kein Problem, den Rauch lange in der Lunge zu behalten. Es folgte noch ein Zug, und ich schloss meine Augen. Drei bis vier Sekunden später begann ich, typische DMT-Muster zu sehen, die sich vor meinen geschlossenen Augen fulminant entfachten. Nach gefühlten weiteren drei bis vier Sekunden zog mich das DMT dann körperlich in die Embryonalhaltung, was typisch für diesen Abend war. Ich tauchte in eine Spirale ein und fand mich im Geburtskanal wieder. Dort konnte ich Stanislav Grofs perinatale Matrix hautnah erleben, und nach der Erfahrung hatte ich das Gefühl, wiedergeboren zu sein.

Wir wiederholten das Experiment an diesem Abend sieben- bis achtmal, und jedesmal zog es mich in den Geburtskanal. Ich musste anscheinend da durch, sah von innen durch die Vagina das helle Licht. Aber irgendwie gelang es mir nicht, durchzubrechen. Körperlich agierte ich ebenfalls sehr stark. Ich robbte auf der Matratze mit einem Kissen vor dem Kopf hin und her und versuchte durchzubrechen. An diesem Abend stand bei den Changa-Erfahrungen ganz klar das Thema Geburt im Vordergrund. Tolle Muster und archetypische Symbole sah ich natürlich ebenfalls, und wenn ich die Augen öffnete, war alles voller DMT-Muster und pulsierte vor

Energie. Es war teilweise kein Unterschied, ob ich die Augen offen oder zu hatte. Auch das Musikerlebnis und die Visuals, die wir mit dem Beamer an die Wand projizierten, waren bei dieser Erfahrung völlig uninteressant, da DMT dies alles übertrumpfte. Die Tage und Wochen danach dachte ich noch täglich an diese Erfahrungen, weinte vor Glück und Ehrfurcht und versuchte, alles neu zu interpretieren, aber dazu später mehr.

Meine zweite Changa-Erfahrung:
Diesmal waren wir ein kleiner Kreis von sehr vertrauten Freunden, die meinen Geburtstag feierten. Am Tag davor hatten wir uns schon einen Candyflip mit MDMA und *Psilocybe cyanescens* gegönnt, welcher zu sehr schönen Erlebnissen führte. Das Set und Setting waren also wieder perfekt, so dass wir das Experiment nochmal wiederholen wollten. Und so nahm ich etwa 125 mg MDMA und 1,5 Gramm *Psilocybe cyanescens* recht schnell hintereinander ein, was sich als sehr intensive Dosis entpuppte, da ich ohnehin sensibel auf psychedelische Substanzen reagiere. Ich sah schon jetzt die DMT-Muster, was eindeutig die Verwandtschaft dieser beiden Tryptamine Psilocybin und DMT belegt. Als der Peak der Pilzerfahrung gerade vorbei war, war uns klar, dass nun der richtige Zeitpunkt für eine Changa-Pfeife gekommen war.

Diese Changa-Erfahrung unterschied sich komplett von meiner ersten. Das Einsetzen der Erfahrung (typische DMT-Muster bei geschlossenen Augen) war ähnlich, aber diesmal schoss es mich nach der Spirale nicht in den Geburtskanal, sondern – Big Bang! – in ein paralleles Universum. Das Ganze dauerte keinen Wimpernschlag, aber ich wusste, dass ich in dieser kurzen Zeit durch Raum und Zeit katapultiert wurde und nun in einer Parallelwelt gelandet bin. Es war klar, der Raum, meine Freunde, alles war wiederzuerkennen – nur in einer völlig anderen Dimension. Mir wurde bewusst, dass wir uns alle schon sehr lange kennen und in dieser anderen Dimension mindestens genau so real leben wie in unserer Alltagsrealität.

Auch diese Erfahrung führte bei mir zu einer tiefen Ehrfurcht der Schöpfung gegenüber. Ich muss noch heute täglich weinen vor Dankbarkeit, dies alles erlebt zu haben. Noch nie hatte ich das Gefühl, so nah an Gott und der Schöpfung zu sein, obwohl ich Gott bei meiner Changa-Erfahrung nicht gesehen habe, wie das mein Reisebegleiter glücklicherweise getan hat. Auch wenn ich ihn nicht gesehen habe, ich habe seine ganze Kraft gespürt, und seitdem versuche ich, noch bewusster zu leben. Diese Erfahrungen haben mein Leben verändert, obwohl ich schon seit 25 Jahren psychedelische Erfahrungen in inneren und äußeren Welten sammele.

Nachtrag: Drei Tage nach meiner zweiten Changa-Erfahrung berichtet mir meine geliebte Frau, dass sie in der 6. Woche schwanger ist. Ich kann es kaum in Worte fassen, aber in dem Moment wurde mir klar, was ich eigentlich in meiner ersten Changa-Erfahrung erlebt habe, denn nach kurzer Rückrechnung wurde mir bewusst, dass ich während meines ersten Changa-Trips die Empfängnis unseres Kindes erleben durfte. Die ganzen Geburtskanal-Visionen kamen mir wieder vor Augen und ich wusste, dass ich bei dem Wunder der Schöpfung dabei sein durfte. Seitdem fühle ich mich so unendlich mit dem Universum verbunden und bin so dankbar, dies alles erleben zu dürfen. Seit diesem Erlebnis sind nun drei Wochen vergangen und es vergeht nicht ein Tag, an dem ich nicht ehrfürchtig an das zurückdenke, was ich erleben durfte und was noch alles kommen mag. Seit dieser Erfahrung hat für mich die spirituelle Welt eine noch wichtigere Dimension in meinem Alltagsbewusstsein eingenommen. Die Schriften von Ralph Metzner, insbesondere das Büchlein „Der Lebenszyklus der Menschenseele, Inkarnation – Empfängnis – Geburt – Tod – Nachtod – Reinkarnation" helfen mir gerade am besten, diese tiefen Erlebnisse zu verstehen und in mein Leben zu integrieren. Nicht zu vergessen sind natürlich die meisterhaften Erkenntnisse von Stanislav Grof. Ich kann nur jedem raten, der sich mit diesen machtvollen Substanzen beschäftigt, diese Schriften zu studieren. Danke, Ralph und Stanislav – Ihr seid so großartig!"[A]

Bericht 7

„Ich bekam das Changa von einem Freund geschenkt, weshalb ich keine Angaben über die genaue Zusammensetzung oder die Wirkstoffkonzentration machen kann. Der Geschmack jedoch war ganz deutlich DMT auf Pflanze. Ich stopfte mir das Changa pur in eine kleine Pfeife, zog ein paarmal, hielt den Rauch inne und verspürte nach ein paar Sekunden den Wirkeintritt. Der ganze Raum sowie alle Gegenstände begannen zu leuchten. Überall sah ich fraktale Muster. Die Wand begann zu wabern, die Wandbehänge verzogen sich, und schließlich fing alles an zu fließen. Alle Gegenstände sowie kurz darauf das gesamte Zimmer begannen, sich zu drehen. Irgendwann so schnell, dass ich nur noch eine große, mehrfarbige Spirale sah. Dann tauchten von allen Seiten Lichtstrahlen auf, die sich verbanden und äußerst interessante, jedoch nicht zu interpretierende Formen bildeten. Und alles schien gleichzeitig zu passieren. So sah ich die sich drehende Spirale genauso wie die formspendenden Lichtstrahlen. Auf einmal verschwand die Spirale, und der ganze Raum zerlegte sich in Tausende von Schichten, die allesamt, so schien es mir, jeweils unterschiedlichen Frequenzbereichen zugehörig waren. Jede Schicht war eine andere Welt, dabei war ja eigentlich alles bei mir im Wohnzimmer. Die visuellen Effekte hatten ihren Höhepunkt noch nicht erreicht, denn plötzlich tauchten überall, von unten, oben, links und rechts, kleine, sich drehende Kreise auf, die bei genauerer Betrachtung jeweils spiralförmig nach innen verliefen. Das ganze Zimmer war nun voll mit diesen kleinen, vielleicht tellergroßen Kreisen. Ich schaute in einen der Kreise hinein und sah am Ende der Spirale eine Galaxie, bestehend aus Nebel, Planeten und Sternen. Ich stellte fest, dass sich hinter den anderen Kreisen ebenfalls überall Galaxien befanden, jedoch schienen es nicht dieselben zu sein, zumindest sahen die Planeten komplett unterschiedlich aus. Ich fragte mich, ob es tatsächlich genauso viele unterschiedliche Universen da draußen gibt wie Kreise in meinem Zimmer? Klar, warum eigentlich nicht. Nach etwa fünfzehn Minuten ließen die visuellen Effekte nach, und ich bewegte mich langsam, aber sicher wieder in Richtung Alltagsbewusstsein. Abschließend erwähnen möchte ich, dass ich während der gesamten Erfahrung keinen Ego-Verlust hatte, das heißt, dass der Zugriff auf mein Ich-Konstrukt durchweg erhalten geblieben ist, wenn auch deutlich reduziert. Auch das Zeitgefühl ist bei dieser Changa-Erfahrung latent vorhanden geblieben."[A]

Bericht 8

„Zuhause bin ich nicht lange allein. Cali ist über das Wochenende zu Besuch und ich komme gerade frisch aus Maastricht, da muss nicht viel Zeit vergehen. Er bringt noch Phish mit. Wir rauchen gerade den ersten Joint, da schlägt Phish vor, heute endlich mal das Changa zu rauchen – im ersten Moment belächele ich seine Idee noch, aber er meint es ernst. Na toll, jetzt?! Ich bin gerade schon high, wie es im Buche steht, und die Line Speed schwirrt mir nervend in meinen Gedanken rum. Gefährlicher Mischkonsum bei DMT und Amphetaminen ist mir nicht bekannt. Ich frage noch im Chat nach, und auch dort weiß keiner so recht über die Gefahren Bescheid, die bestehen könnten, also gehe ich einfach mal davon aus, dass es ungefährlich ist. Trotzdem, es ist gerade Nachmittag und heute Abend steht noch 'ne Party an. Ich bin unentschlossen. Ganz im Gegensatz zu Phish allerdings, der macht sich schon an die Vorbereitungen. Entsprechend den Berichten aus dem Internet wollte er es in der Bong rauchen. Er stopft sich also einen Kopf mit einem Zehntel der Menge, die er bekommen hatte, so hatte es ihm seine Freundin geraten. Wenn mich meine Erinnerung nicht täuscht, waren es circa 100 mg Pflanzenmaterial. Er raucht den Kopf und behält den Rauch solange wie möglich in der Lunge. Er hat die Bong nicht einmal abgestellt, da sehe ich, wie seine Augen immer größer werden. Wahrscheinlich hat schon dieser Moment dazu geführt, dass ich plötzlich überhaupt nicht mehr unentschlossen war. Er liegt mit dem Rücken an die Wand gelehnt und hat die Augen geschlossen. Auf seinem Gesicht zeichnet sich ein Lächeln ab, welches ich drogeninduziert so noch nie gesehen habe. Er strahlt vollkommene Zufriedenheit aus. Doch nur er könnte euch jetzt beschreiben, wie es war. Auf jeden Fall hält die Wirkung ungefähr zehn Minuten an. Ich und Cali beobachten das ganze Spektakel gespannt, da beginnt Phish allmählich runterzukommen. Er beschreibt es als „psychedelic crack". Ich war begeistert, nach dem, was ich über DMT gelesen habe, erwartete ich einen Trip, welcher dich komplett von der Realität abschneidet und dir wie Jahre vorkommen könnte. Doch Phish war die ganze Zeit fähig, mit uns zu kommunizieren, dieses Changa muss also etwas Besonderes sein. Er schätzt also für mich und Cali zwei weitere Köpfe ab, die dem seinen entsprechen sollen. Ich mache es mir mit Cali auf der Couch bequem, jeder von uns mit der Bong in der Hand. Wir rauchen gleichzeitig den Kopf.

Mir schießen sämtliche Gedankengänge durch den Kopf, fasziniert von der Tatsache, dass ich gerade DMT rauche. Der Rauch füllt die Bong fast komplett aus und ich ziehe sie leer. Zum Glück kratzt der Rauch nicht, ihn in der Lunge zu behalten fällt kein bisschen schwer. Ich stelle die Bong ab, und in dem Moment beginnt das Changa zu wirken.

LICHTGESCHWINDIGKEIT – alles pulsiert, und es wird immer heftiger. Mein materielles Körpergefühl beginnt sich komplett aufzulösen, es wird das angenehmste Körpergefühl, das ich jemals von Drogen erlangen sollte. Ich bin noch „da", jedoch fühle ich keinerlei physischen Druck oder ähnliches, vielleicht fühlt sich so Schwerelosigkeit an. Gleichzeitig empfinde ich eine konkrete Raumwahrnehmung, die fast schon einer Art „neuem Sinn" gleicht. Als sei einem die Umgebung, in der man sich befindet, vollkommen bewusst, jenseits aller Wände und Schatten spüre ich, was um mich herum existiert.

Unabhängig davon beginnt sich der kleine 12-Quadratmeter-Raum, in dem ich mich befinde, von seinen angrenzenden Wänden zu lösen und in einer nicht begreifbaren Achse zu drehen.

Immer noch pulsiert alles. Nicht etwa akustisch oder optisch, sondern generell. Alles pulsiert. Das Glück, das ich empfinde, ist grenzenlos. Ich strahle nicht nur komplette Zufriedenheit aus, ich empfinde nur noch gut, es gibt nichts Schlechtes mehr. Es wird das intensivste Glücksgefühl, das ich jemals von Drogen erfahren sollte. Sobald ich das alles realisiere beziehungsweise zu begreifen versuche, sehe ich, was sich vor meinen Augen abspielt. Alles scheint mehrfach zu existieren, jede Kontur, jeder Kontrast scheint in sämtlichen Facetten seiner selbst um sich zu wabern. Dementsprechend bunt ist es natürlich, jedoch stechen die Farben Grün und Rot dabei besonders heraus. Und still steht auch nichts mehr. Alles fließt und befindet sich in ständiger Bewegung, ohne irgendwie bedrohlich oder überwältigend zu wirken. Es sollten die intensivsten optischen Wahrnehmungen sein, die ich auf einer Droge jemals sehen sollte. Ich selbst scheine ebenso in sämtlichen meiner Facetten zu existieren, vielleicht kann man es als pluralisiertes Bewusstsein beschreiben. Ich kommuniziere währenddessen schon mit Cali und Phish, Cali grinst mich genauso fundamental an, wie Phish es zuvor getan hatte. Uns fehlt beiden die Sprache, es zu beschreiben scheint unmöglich. Ich und Cali trippen oft zusammen – jedoch ist dieses Mal etwas vollkommen anders. Die Bewusstseinsdistanz, die man hat, sobald man mit jemandem kommuniziert, scheint nicht mehr zu existieren, wir verstehen uns – direkt. Ungefähr zum tausendsten Mal stimmen wir beide Phish zu, was seine Beschreibung „psychedelic crack" angeht. Die Wirkung ist einfach so intensiv und umfangreich – von dem extremen Glücksgefühl, dem nicht-existierenden (?) Körpergefühl, den optischen Wahrnehmungen. Nimm alles Positive aller Drogen, die du jemals genommen hast, auf einmal, multipliziert mit Unendlich, und selbst dann bist du nicht mal nah dran. Das ist für mich Changa.

So schnell es anfing, so schnell flachte es dann wieder ab. Ich glaube, der Trip muss ungefähr zehn Minuten gedauert haben, wobei die ersten drei bis vier Minuten noch einmal erheblich intensiver waren. Danach spürte ich noch länger einen äußerst angenehmen Afterglow, kein Wunder, wenn man die zuvor empfundene Wirkung betrachtet. Das waren also meine Erfahrungen mit Changa. Ich habe Monate gebraucht, um meine Gedanken dazu in Worte zu packen, und auch jetzt werde ich der Sache nicht wirklich gerecht, das soll mich jedoch nicht davon abhalten, diesen Bericht in dieser Form zu schreiben. Ich habe noch einen etwa gleich großen Kopf Changa übrig und warte auf das perfekte Set und Setting, um das Bestmögliche rauszuholen, und ich war selten gespannter auf das, was passieren wird."[B]

Bericht 9

„Changa – das Marihuana des elitären Psychonauten-Undergrounds. Das absolute Nonplusultra! Es ist die Antwort auf alle Fragen, die man noch hat."[B]

Bericht 10

„Ca. 0,2 g tief inhalieren, die Luft anhalten und sofort staunen. Die Optik ist glasklar, alles ist viel näher, irgendwie kaleidoskopartig … bunter … verschobener … das Körpergefühl:

Ich fühlte mich kleiner, alles ist ein wenig enger ... es kribbelt am ganzen Körper ... Die Akustik ist ebenfalls nicht zu verachten, nicht nur lauter, auch klingt es kristallklar, verzerrt ... ein Grinsen im Gesicht ist Dauerzustand ... Dieser Zustand bleibt für ca. 15 Minuten, danach ist alles vorbei ... nicht ganz ... ein Gefühl der Entspanntheit macht sich breit, Zufriedenheit. Essen ist kein Problem, nicht dass man explizit Hunger hätte, aber eben auch nicht keinen Hunger, wie sonst oft üblich. Relaxen, quasseln oder erneut rauchen ist die Fortsetzung ... Die Intensität kann bis zu fremde Leute im Raum sehen gehen etc. Ich vermute, die Skala der optischen Veränderungen ist gegen oben offen."[B]

Bericht 11

„Bei Dosierungen ab ca. 60 mg wird es wirklich sehr intensiv, sehr bunt und wenn man z. B. auf dem Sofa liegt, verschmilzt man damit ...

Es geht durch verschiedene Muster in andere Dimensionen mit geschlossenen Augen und dennoch weiß man immer, dass man konsumiert hat. Loops kann es auch geben, das heißt, wenn jemand was spricht, hört man dasselbe mehrmals. Irgendwie hat es Ähnlichkeiten mit hohen Dosen Ketamin, aber im Wissen, was passiert. Vom Körpergefühl her ist es sehr bequem, relaxt."[B]

Bericht 12

„Ein guter Freund hat es mitgebracht und kündigte es als Changa-Mischung mit etwas Salvia, Harmalin, Steppenraute, blauem Lotus und noch einigen Zusätzen mehr an, aber es drehte sich hauptsächlich um das enthaltene DMT. Ich hatte zu der Zeit schon so ziemlich alles durch und war zwar etwas angespannt, aber dachte mir: ein Psychedelikum wie jedes andere, bisschen morphen und Farben und das war's.

Tja, falsch gedacht, machte mir einen schönen Kopf in meiner Blubber, soviel, wie von der special Changamischung zwischen zwei Finger passte, und rein in das Chillum.

Feuerzeug – *Klick* – blubububububububububu – *Kick* – mmh ... schmeckt nicht schlecht – dicke Rauchwolke in den Raum verteilt ... oh, ich glaube, es wirkt, die Wände sind bunt, schön ...

... und dann, wie aus dem Nichts, ich kann das gar nicht in Worte fassen, einfach nur die heftigsten Optix, die man sich nicht vorstellen kann, ich erinnere mich nur sehr schwach an die Bilder, obwohl es so intensiv war, es war wie ein starker LSD-Trip auf zehn Sekunden gestutzt. Einmal komplett in die Welt der Farben. Und dann noch dieses Körpergefühl, als würde sich eine große Schwere auf den Körper legen, die dich runterdrückt.

Aber was dann kam, machte das alles wett! Dieses Gefühl! Einfach nur das pure Einssein mit allem, endlose Freude und Glück, dass alles so ist, wie es ist, und das Wichtigste, dass ich noch am Leben bin. Ich sage immer, dass mir DMT am besten gefällt, wenn es vorbei ist, diese Klarheit ist echt grandios.

Mein Kollege, mit dem ich das fast zeitgleich geraucht habe, ist erstmal direkt in die Badewanne gesprungen, als er wieder klar kam, es war einfach nur ein göttliches Gefühl für uns, wir lagen uns lachend in den Armen (nicht in der Wanne), die anderen Anwesenden fanden das Schauspiel auch recht amüsant."[B]

Bericht 13

„Changa ist unbeschreiblich. Das Gefühl, in einem Urwald zu sein und von einem Geist besucht zu werden. Je nach Dosis extrem spektrale Visionen. Es scheint, als sehe man mehrere Dimensionen ... Leider ist der Trip schon zu lange her, als dass ich Genaueres schreiben könnte. Sollte ich aber jemals wieder auf dieses Kraut stoßen ... das wär was ... sehr wichtig bei dieser Droge: auf Set und Setting achten! Auch wenn's nur 15 bis 20 Minuten wirkt, kann die Umgebung einen sehr krassen Effekt haben. Ebenso zu viele Menschen. Tipp: in der Natur (ruhiger Platz, kein Lärm) bei Tageslicht rauchen und nicht mit zu vielen Leuten unterwegs sein ... 2 bis 3 Leute und nicht mehr, weil Gespräche von anderen a) als kaum verständlich wahrgenommen werden und b) der Kontakt des Geistes mit der mächtigen Droge sehr gestört wird."[B]

Bericht 14

„Es ist sehr userfreundlich. Man kann entweder einfach Spaß damit haben oder aber auch tiefgründige Reisen unternehmen. Ayahuasca geht länger und braucht auch einiges an Überwindung, um konsumiert zu werden (Reinigungsprozess, Dauer etc.)."[B]

Changa als Lebenshilfe und Psychotherapeutikum

Changa kann tatsächlich spontane Heilungen bewirken, das ist im psychonautischen Untergrund immer wieder festzustellen. Auch wenn man mit dem Begriff der Heilung immer vorsichtig umgehen sollte, weil er allgegenwärtig arg strapaziert wird, so muss doch im Rahmen eines solchen Buches festgehalten werden, was die Erfahrung schlicht lehrt. So kann eine einzige Sitzung mit dieser magischen schamanischen Rauchmischung namens Changa nicht nur spontan zu Einsichten führen, für die man möglicherweise sonst Jahre der psychologischen Gesprächstherapie gebraucht hätte. Es wurden durch Changa-Sitzungen auch schon Menschen von chronischer sexueller Unlust, Depressionen und Selbstmordgedanken geheilt.

Im Internet fand sich eine Quelle von Changa-Bioassays, die leider heute nicht mehr zugänglich ist:

Da wurden einem akut gefährdeten Suizidenten nach dem Genuss von Changa plötzlich die Augen geöffnet, was zur Folge hatte, dass er erkannte, wo genau (nämlich in der Kindheit) seine Probleme lagen. Es schien ihm schlagartig alles so klar, sein Geist schien im sprichwörtlichen Sinne geöffnet worden zu sein. Die Antworten lagen für den Menschen, der eben noch todessehnsüchtig mit dem Leben abgeschlossen hatte, auf dem goldenen Tablett. Er erkannte unter der Changa-Wirkung sein Haustier als sein Krafttier, als seinen schamanischen Heiler. Daraufhin war er in der Lage, sein Leben neu zu ordnen, frühkindliche Traumata und negative Erlebnisse der Erwachsenenzeit aufzuarbeiten sowie den Verlust des geliebten Partners zu überstehen.

Eines ist sicher: Wir werden über Changa als Psychotherapeutikum und Heilmittel in Zukunft noch so manches Mal hören und lesen.

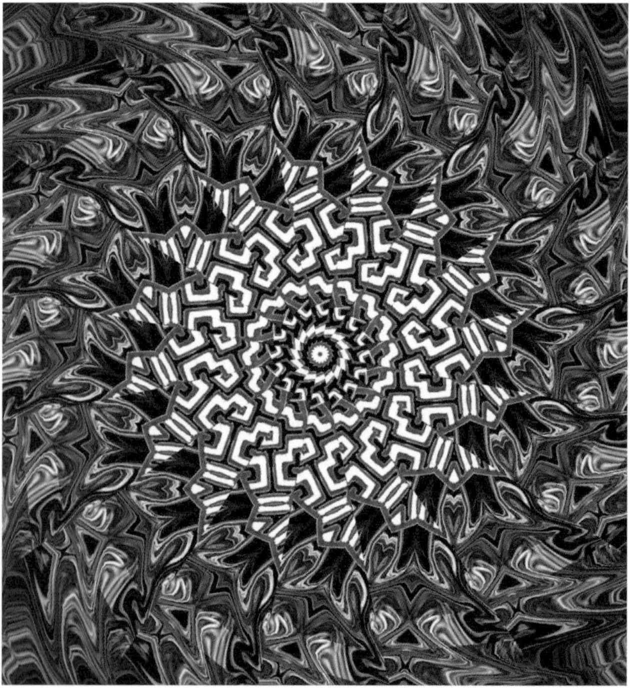

Mischkonsum

Das Thema Mischkonsum ist, wenn es um Changa geht, immer von besonderer Bedeutung, stellt doch Changa selber eine quasi-schamanische Kombo dar, die auf dem Prinzip der sorgsam hergestellten Mischung beruht. Changa-Konsum ist also damit per se immer ein Mischkonsum. Was aber geschieht, wenn man zum Changa weitere Substanzen einnimmt, soll Inhalt dieses Abschnitts sein.

Changa und Rauchkräuter

Diverse Changa-Blends arbeiten mit unterschiedlichen Kräutern und rauchbaren psychoaktiven Pflanzen, die der Changa-Mischung eine besondere Note verleihen sollen (siehe dazu auch den Abschnitt „Changa-Variationen" weiter unten). Da der hauptwirksame Inhaltsstoff des Changa aber DMT ist, bedarf es schon starker Kräuter, um die Erfahrung auch nur in Nuancen zu modifizieren. Will sagen: Damiana zum Beispiel oder der Feuersalbei *Salvia splendens* – beides milde psychoaktive Rauchkräuter – werden die Wirkung eines durchschnittlich potenten Changa-Blends kaum merklich beeinflussen. Mischt man dem Changa jedoch *Salvia divinorum* bei, dann ist das schon etwas anderes. Dann kann in der Tat und je nach Dosierung des Zaubersalbeis durchaus eine interessante (für manche auch verschreckende) Synergie resultieren. Die Rauchkräuter bringen uns gleich zum nächsten Punkt:

Changa und Cannabis

Changa zusammen mit Cannabis zu rauchen, ist in manchen Kreisen üblich, bringt aber der akuten Wirksamkeit des DMT keine großartigen Veränderungen. Immerhin benötigen die psychoaktiven Cannabinoide bis zu zehn Minuten, um ihre Wirkung zu entfalten – bis dahin ist die Changa-Erfahrung zu weiten Teilen schon wieder abgeflaut. Raucht man das Cannabis aber eine Weile vor dem Changa-Konsum, so werden der Abflug und die Landung der Changa-Erfahrung möglicherweise ein wenig sanfter ausfallen.

Changa und Alkohol

Blödsinnige Kombo. Alkohol und DMT passen nicht wirklich zueinander, das wird jeder erfahrene Psychonaut bestätigen wollen. Etwas anderes ist es, wenn man zum Abendessen ein Glas Wein oder Bier trinkt und Stunden später Changa rauchen mag. Das sollte bei den meisten Menschen keinerlei Probleme oder unangenehme Situationen hervorrufen. Im Zweifelsfall verzichten wir aber an einem Changa-Tag auf Alkoholika jeder Couleur.

Changa und Tabak

Diese Kombination geht gar nicht. Das Changa sollte möglichst lange in der Lunge verbleiben, um das Maximum an Potenz aus dem Material zu holen. Eine Zugabe von Tabak ist da eher hinderlich und verleiht dem Ganzen auch einen ziemlich unangenehmen Touch, Würge- und Brechreiz inbegriffen. Ganz klar: Changa und Tabak = Daumen runter.

Changa und MDMA (Changaflip)

Eine angenehme und genüssliche Candyflip-Variante ist es, zuerst MDMA zu nehmen und entweder auf dem Peak oder aber in der abklingenden Phase Changa zu rauchen. Das

MDMA nimmt manchen Psychonauten die eventuelle Angst vor dem DMT und lässt den Konsumenten in die Erfahrung vergleichsweise sanft hineingleiten.

Changa und Psilocybin-Pilze

Die Kombo Changa und Pilze passt auf ganzer Linie. Die Visionen, die aus diesem Mischkonsum resultieren, können erhabener, spiritueller und schöner nicht sein. Da die Pilzwirk- stoffe Psilocybin und Psilocin beides DMT-Abkömmlinge sind (4-HO-DMT, siehe dazu die Erklärungen weiter oben), ergänzen sich diese beiden Entheogene geradezu perfekt.

Changa und LSD

Immer abhängig von Dosis, Set und Setting, wirkt diese Mischung ähnlich wie die Kombo mit Psilocybin-Pilzen. Passt hervorragend.

Changa und Lachgas

Changa und Lachgas potenzieren sich auf schier unglaubliche Weise. Nicht selten resultiert ein unfassbarer und vor allem unbeschreibbarer Ganzkörper-Orgasmus, wenn kurz vor dem Höhepunkt einer Changa-Erfahrung ein Ballon mit 16 Gramm Lachgas inhaliert wird. Die auf diesen Orgasmus folgende Changa-Erfahrung kann mit Lachgas so derart geboostet werden, dass das Ergebnis bar aller Worte zu verorten ist – es ist unbeschreiblich, wie das Lachgas die visionären und visuellen Effekte des Changa-DMT bereichert und noch „saftiger" und wohliger werden lässt. Verpasst man jedoch den richtigen Augenblick, kann es sein, dass man mit einem unbenutzten Ballon zwischen den Fingern aus seiner DMT-Erfahrung „aufwacht" und erst gar nicht dazu gekommen ist, das Lachgas zu inhalieren.

Changa, Cannabis, Pilze, MDMA und Lachgas

Hier ein anonymisierter Erfahrungsbericht, der (schon allein aufgrund der aktuellen Gesetzeslage) explizit nicht zur Nachahmung empfohlen wird.

„Es kann besonders reizvoll sein, ein psychoaktives Menü vorzubereiten, das zunächst mit guten Quantitäten exquisiten Cannabis-Materials unterfüttert wird. Anschließend kommen 1,5 Milligramm pro Kilogramm Körpergewicht MDMA an die Reihe. Etwa eine Stunde nach der Einnahme des MDMA wird (von manchen eine weitere Dosis MDMA und) das Psilocybin dazugegeben (manche präferieren von Anfang an eine gleichzeitige Einnahme der Pilze und des MDMA). Auf dem Peak der Wirkung werden die Changa-Bong und ein Lachgasballon mit zwei Kapseln (16 Gramm) gefüllt. Mit der richtigen Technik kann man beides allein und ohne fremde Hilfe bedienen. Dafür hält man zum Beispiel den am Mundstück zugehaltenen Lachgasballon unter dem Arm und mit derselben Hand, die den Ballon sichert, das Feuerzeug, um die Changa-Bong zu ziehen. Zuerst wird das Changa geraucht und ein bis zwei Atemzüge später das Lachgas inhaliert. Die akute Changa-Wirkung, die als Höhepunkt dieses psychoaktiven Menüs folgt, ist die unbeschreiblichste, die man sich vorstellen kann. Mancher Psychonaut ist damit schon zum Brun- nen des Lebens vorgestoßen und in Kontakt mit der Schöpferkraft getreten. Dabei ist die Erfahrung meist derart bizarr, schnell und so verflixt bunt, dass der eigentliche erlebte Zustand sich jeder Beschreibung entzieht."

Zu guter Letzt: Changa und Ketamin

Getoppt wird das Ganze nur noch von einer Kombo aus DMT und Ketamin, die aber wiederum komplett andersartig ausfällt und deshalb nicht in das Profil einer sinnvoll modifizierten Changa-Erfahrung passt. Sprich: Das Ketamin – in den richtigen Dosierungen appliziert – überlagert die Changa-Wirkung signifikant, wenngleich das Changa-DMT und auch DMT als solches die Ketamin-Erfahrung verändern. Trotzdem würde ich sagen, dass diese Kombo prinzipiell eher eine Verschwendung des Changa-Materials darstellt, wenn man die originäre Changa-Wirkung liebt. Mit milderen, intranasal applizierten Dosierungen Ketamin lässt sich die Wirkung des Changa in Richtung eines dissoziativen Zustands beeinflussen, der vielleicht ganz gut mit der *Salvia-divinorum*-Kombination zu vergleichen ist. Diese Mischung wird jedoch eher selten verwen- det, weil sie nicht besonders attraktiv ist und manche zu Panikattacken oder Übelkeit neigen.

Weitere Kombos

Es existieren bekanntermaßen zahlreiche weitere Psychoaktiva, und es sind zahllose Kombinationen von Changa mit anderen Psychedelika denkbar. Weil Changa ein noch recht junges Psychonautikum ist, wurde naturgemäß noch nicht besonders viel damit geforscht und experimentiert. Das ändert sich aber zurzeit, denn Changa wird immer populärer und ist immer öfter in der Psychedelik-Szene zu finden. Das bringt uns direkt zum nächsten Abschnitt des Buchs, denn ein relativ neuartiges Phänomen ist die Verwendung von Changa auf Parties und auf dem Dancefloor.

Exkurs: Changa und Psytrance-Festivals

DMT-Rituale des 21. Jahrhunderts?

Roberdo Raval

Psytrance-Festivals sind die wohl schillerndsten Kristallisationspunkte zeitgenössischer psychedelischer Kultur. Musik, Dekoration, Beleuchtung – alles ist darauf ausgelegt, mit der menschlichen Wahrnehmung und Alltagserfahrung ganz genüsslich Schabernack zu treiben. Potenziert durch die neueste Unterhaltungstechnologie des 21. Jahrhunderts entsteht eine wunderbar weltfremde Reizüberflutung für Augen und Ohren – und für die Nase. Wer über ein Psytrance-Festival wandelt, dem steigt das Aroma von würzigem Patchouli und frischem Chai in die Nase, der Duft dampfender Charas-Chillums, der Geruch von Schweiß, Dreadlocks ... und immer öfter auch von brennendem Plastik. Der Grund für Letzteres ist die wachsende Beliebtheit einer Substanz, deren Konsum so abenteuerlich und außerirdisch ist wie die Psytrance-Kultur als Ganzes: DMT. Nachdem der Wirkstoff lange Zeit vor allem Gesprächsgegenstand war und als eher exotisch und schwer zugänglich galt, wird er dieser Tage besonders im Umfeld von großen, internationalen Festivals tatsächlich immer öfter konsumiert. Besser gesagt: geraucht oder vaporisiert, besonders in Form von Changa.

Auch wenn sich der charakteristische Geruch von Changa immer öfter unter das bunte Treiben von Psytrance-Festivals mischt – bisher ist die Droge nicht ansatzweise so verbreitet wie etwa Ecstasy, LSD oder Amphetamin. Das mag unter anderem mit der Frage zusammenhängen, inwieweit die Tiefen eines DMT-Rauschs überhaupt mit dem Getümmel auf der Tanzfläche kompatibel sind. Denkt man an ein traditionelles Ayahuasca-Ritual, so scheint die Antwort zu lauten: eher wenig. Im Kontext eines solchen Rituals werden die Reize von außen ja gezielt heruntergefahren und kanalisiert, in dunkler Umgebung ist nur der Gesang und die Musik des Schamanen zu hören. Alles ist auf die Reise nach innen ausgelegt, nicht auf soziale Interaktion oder Entdeckungsreisen in der äußeren Welt.

Aber Changa ist eben nicht Ayahuasca. Und es besitzt eine Reihe von Eigenschaften, die es für den Gebrauch im Festival-Umfeld weitaus geeigneter machen. Da wären beispielsweise die körperlichen Effekte: So befreiend es auch sein mag, sich im Verlauf eines Ayahuasca-Rituals spontan zu übergeben und zu defäkieren – eine Tanzfläche ist dafür gewiss nicht der richtige Ort. Wer Changa konsumiert, muss sich über diese Art von Wirkung wenig Gedanken machen. In einem Joint geraucht, lässt es sich außerdem relativ gut dosieren, und geteilt mit Freunden eröffnet sich ein durchaus sozialer Aspekt. Nicht zuletzt hält der Rausch vergleichsweise kurz an und ist dadurch etwas besser zu kontrollieren. Vor diesem Hintergrund nochmal zurück zum Vergleich mit einem traditionellen Ayahuasca-Ritual. Letztendlich handelt es sich dabei um die gezielte Herstellung eines ganz bestimmten Settings, einer ganz bestimmten Umgebung, in welcher die Wirkung einer bewusstseinserweiternden Substanz optimiert wird. Und letztendlich ist auch ein Psytrance-Festival nichts anderes als die gezielte Herstellung eines ganz bestimmten Settings – auch wenn dieses Setting nicht explizit auf den Konsum einer bestimmten Substanz zugeschnitten ist. Es wird die perfekte Umgebung für ein kollektives Trance-Tanz-Ritual geschaffen, was wiederum eine archaische Form der Selbstentgrenzung und Bewusstseinserweiterung darstellt. Changa scheint aufgrund seiner Wirkungsweise durchaus geeignet zu sein, dieses Ritual zu unterstützen. Darüber hinaus ist es interessant zu beobachten, dass große, internationale Psytrance-Festivals heute weit mehr bieten als nur eine gut beschallte und hübsch dekorierte Tanzfläche. So werden etwa Podiumsdiskussionen, Vorträge und Workshops zu Themen wie Nachhaltigkeit, Yoga und alternativer Gesellschaftspolitik angeboten. Changa sensibilisiert das menschliche Bewusstsein, pflügt es gründlich um, so dass intellektuell-spirituelle Inspiration auf besonders fruchtbaren Boden fällt. Auf Festivals wird durch solche Inhalte also auch über das eigentliche Rauscherlebnis hinaus ein sehr inspirierendes Setting geschaffen.

Ist die Kombination von Changa und Psytrance-Festival womöglich so etwas wie die moderne Version eines Ayahuasca-Rituals? Werden die DJs der Szene nicht regelmäßig als Schamanen, als Reiseführer bezeichnet? Ein direkter Vergleich ist sicher schwierig. Zumindest wurden hier verschiedene Aspekte angeschnitten, die in diese Richtung deuten. Seit 2010 ist außerdem immer wieder von „Transformational Festivals" die Rede – ein Begriff, der offensichtlich weit über die Idee eines Musik-Events hinausgeht. Changa könnte einer der Katalysatoren sein, die jene neue Form der Transformation auslösen.

★

Changa selber herstellen

Vorausgeschickt werden muss, dass die folgende Erläuterung zur Herstellung von Changa weder eine Aufforderung noch eine Anleitung zum Begehen von Straftaten darstellt. Die Beschreibung dient lediglich dokumentatorischen Zwecken und sollte der Öffentlichkeit schon aus wissenschaftlichen Gründen zugänglich sein. Womöglich existieren in manchen Gegenden unserer Welt weniger verheerende Drogengesetze, so dass die Beschaffung, Produktion und Einnahme von N,N-DMT-haltigen Substanzen einen sogenannten Legalitätsstatus genießt. Nicht auszuschließen ist zudem nach wie vor, dass auch in unseren Gefilden sich einstmals der War on Drugs erledigt haben wird – wir sind voller Hoffnung, irgendwann eine auf der Vernunft basierende Drogenpolitik zu erleben.

Do it yourself

Changa lässt sich recht leicht selber herstellen, wenn man über die benötigten Grundsubstanzen verfügt (Rezeptur des originalen Changa-Blends siehe oben). Ist DMT in Extraktform, in aufgereinigter Form oder gar synthetisches DMT (am besten in Freebase-Form) verfügbar, so kann ein Changa-Blend mehr oder weniger ohne großen Aufwand und sozusagen im Handumdrehen zubereitet werden.

Pflanzenextrakte, zum Beispiel der klebrig-harzige und rot- bzw. rötlichfarbene Extrakt der Wurzelrinde der *Mimosa hostilis* (auch bekannt als „Jungle Spice"), werden hierbei einfach mit den Kräuteringredienzien gut vermischt, und fertig ist die Changa-Mixtur. Im Falle von aufgereinigtem oder synthetischem DMT muss dieses zunächst gelöst werden – das kann zum Beispiel in reinem Ethylalkohol, Aceton, Isopropylalkohol (2-Propanol), Naphtha oder einem anderen Lösungsmittel geschehen. Als Richtwert können etwa 20 Milliliter pro Gramm DMT gelten. Das Lösungsmittel gleich in ein Gefäß mit erhöhtem Rand geben, um anschließend die Kräuter inklusive der MAO-hemmenden Pflanzenteile hinzuzugeben. Die Kräuter gut umrühren und komplett durchtränken und das Ganze stehen lassen, bis das Lösungsmittel komplett verdunstet ist. Wenn die Mischung schließlich getrocknet ist, hat man den fertigen Changa-Blend. Über die Mischungsverhältnisse des DMT zu den verwendeten Kräutern siehe den Abschnitt „Der originäre Changa-Blend".

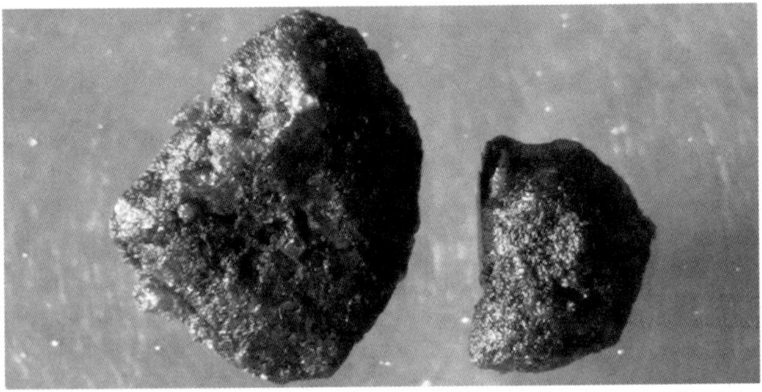

Jungle-Spice: DMT-Extrakt aus der Wurzelrinde der *Mimosa hostilis*

Changa-Analoga

Noch einfacher ist es, zum Beispiel ein *Mimosa-*, *Phragmites-* oder *Phalaris*-Extrakt mit Kräutern zu vermischen – mit oder auch ohne Zusatz von pflanzlichen oder synthetischen MAO-Hemmern. Mit MAO-Hemmern ergibt dies ein Changa-Analog, ohne eine einfache DMT-Rauchmischung.

DMT-Extraktion aus Pflanzen

Ein Buch über Changa, das auch einen Abschnitt zum Thema „Changa selber herstellen" umfasst, kann nur vollständig sein, wenn auch mindestens eine Erläuterung zur DMT-Extraktion aus Pflanzen angeführt wird. Da wir das Rad an dieser Stelle nicht neu erfinden müssen, nutzen wir die Gelegenheit, ein hochinteressantes Zitat aus einem ebenso höchst interessanten Buch einzustreuen, das mittlerweile nur noch zu horrenden Preisen auf dem antiquarischen Buchmarkt zu finden ist – die Rede ist von JimDeKornes bahnbrechendem Werk „Psychedelischer Neo-Schamanismus" (original: *Psychedelic Shamanism*), siehe dazu das Literaturverzeichnis am Ende des Büchleins. Die darin enthaltene Extraktionsanleitung mit dem Rohrglanzgras *Phalaris* sp. ist umfassend und leicht verständlich (übersetzt vom venerablen Kollegen Bert Marco Schuldes, R.I.P.):

„Wenn wir zum Beispiel die in *Phalaris arundinacea* enthaltenen Alkaloide extrahieren wollen, dann würden wir den Grasschnitt zuerst so weit als möglich pulverisieren. Eine Technik, die dabei hilft, die Zellwände jedes pflanzlichen Materials aufzubrechen, ist, das Material über Nacht einzufrieren, es am nächsten Tag aufzutauen, es wieder ins Tiefkühlfach zu stellen, und es dann wieder hervorzuholen und aufzutauen. Nach zwei oder drei solcher Zyklen ist es normalerweise ziemlich breiig und leicht in einem Mixer zu zerstoßen. Im Fall von *Phalaris*-Gras, das biegsam und schwierig zu pulverisieren ist, sollte man es noch steifgefroren in den Mixer geben, so dass es die Messer des Mixers leichter zerhacken können. Dem resultierenden Brei fügt man genug Wasser zu, bis man eine gießfähige Masse erhält. Als nächstes fügen wir eine Säure dazu, aber nicht zu viel (später werden wir die Lösung basisch machen, daher ist es nicht von Vorteil, den pH zu weit zu erniedrigen), sondern gerade genug, dass man den pH auf 5 vermindert.

Es gibt viele Arten leicht erhältlicher Säuren. Weißer Essig, Zitronensaft oder die Säuren, die von Photographen für ihre Stop-Bad-Lösungen benutzt werden und Formen von Essigsäure sind. (...) Die stärkeren Schwefel- und Salzsäuren sind extrem ätzende Flüssigkeiten und man sollte entweder ihre Verwendung meiden oder sie nur sehr vorsichtig handhaben. (...) Die Säure reagiert mit den Alkaloiden im Pflanzenmaterial und wandelt diese in ihre Salze um. Ein guter Weg, diese Reaktion zu erleichtern, ist es, den angesäuerten Pflanzenbrei über Nacht in einem Dauerkocher köcheln zu lassen. Den Deckel lässt man geschlossen, da man ja nicht will, dass die Flüssigkeit über Nacht verdampft. Eventuell muss man dieses Verfahren zwei- oder dreimal wiederholen, um die ganzen Alkaloide in Lösung zu bekommen. Dann filtern wir das Pflanzenmaterial zuerst durch ein feines Baumwolltuch und dann durch einen Kaffeefilter aus Papier. Die Pflanzenmasse kann weggeworfen werden, da die Alkaloide, die wir suchen, in die wässrige Lösung übergegangen sind.

Zu diesem Zeitpunkt fügen wir einen geringen Prozentsatz (10 bis 15 %) eines Entfettungsmittels wie Methylenchlorid, Äther, Chloroform oder gereinigtes Benzin hinzu. Benzin erhält man problemlos in Form von Feuerzeug- oder Waschbenzin. Dabei geht es darum, Öle und Fette, die sich ebenfalls in der Lösung befinden, zu entfernen – sie wandern in das Lösungsmittel. Schüttle die Mischung und stelle sie solange zur Seite, bis sie sich in zwei Schichten trennt, eine wässrige und eine Lösungsmittelschicht. Wenn du jemals eine Salatsauce aus Essig und Öl gemacht hast, dann hast du das hier auftretende Prinzip bereits beobachtet.

Obwohl er nicht absolut notwendig ist, ist ein Scheidetrichter für diesen Vorgang doch sehr nützlich. (…) Die beiden Flüssigkeiten werden oben hineingegossen, dabei ist der Hahn natürlich verschlossen. Das Gefäß wird nun auch oben verschlossen und heftig geschüttelt, damit sich der Inhalt gut vermischt. Nun stellt man das Gefäß zur Seite, bis sich die Flüssigkeit in zwei voneinander verschiedene Schichten getrennt hat. Nachdem man das Schütteln und Trennenlassen einige Male wiederholt hat, wird der Hahn geöffnet und man lässt die untere Schicht in ein Gefäß ablaufen. Gerade bevor die sinkende obere Fraktion den Abfluss erreicht, wird dieser verschlossen. Man hat nun die zwei ursprünglichen Flüssigkeiten wieder getrennt, aber da sie eine Zeitlang vermischt waren, sind die Substanzen, die wir entfernen wollten (in diesem Fall die Fette und Öle) in die Lösungsmittelschicht gewandert. Je nach Lösungsmittel kann diese über oder unter der wässrigen Schicht liegen. Äther würde zum Beispiel darüber liegen, während Methylenchlorid nach unten sinkt. Hat man keinen Scheidetrichter, dann kann man die Fraktionen auch trennen, indem man jede Schicht vorsichtig mit einem Schlauch absaugt. In unserem Fall verwerfen wir das Lösungsmittel (…).

Der nächste Schritt besteht darin, dass wir unserer Lösung eine Base zufügen. Eine, die in Extraktionsvorschriften oft gebraucht wird, ist Ammoniumhydroxid, eine Flüssigkeit. Falls diese nicht erhältlich ist, kann sie durch Ätznatron-Kristalle (wird als Abflussreiniger verkauft) ersetzt werden, die in hoher Konzentration in Wasser gelöst wurden. (Ätznatron ist eine gefährliche Chemikalie. Unbedingt alle Hinweise auf der Verpackung beachten.) Diese Flüssigkeit wird in kleinen Schritten der wässrigen Lösung zugegeben, wobei die Mischung jedesmal geschüttelt wird. Nach dem Schütteln testet man, ob der pH bereits 9 oder 10 erreicht hat. Sei geduldig. Normalerweise braucht man viele vorsichtige kleine Schritte, bis man den gewünschten pH erreicht hat. (...)

Chemisch gesehen hat die Zufügung einer Base zu einer Lösung die Wirkung, dass sie das Salz „aufhakt" und die Alkaloide in die Form ihrer freien Basen überführt. Sie sind nun kein Salz mehr und somit nicht mehr wasserlöslich. Dies macht sie einer Extraktion mit Hilfe eines der oben beschriebenen organischen Lösungsmittel zugänglich. Die meisten dieser Chemikalien sind nicht besonders leicht zu bekommen, aber Äther gibt es in Form von Starthilfespray, das im Autozubehörhandel verkauft wird. (Um den flüssigen Äther aus einem Starthilfespray zu gewinnen, sprüht man es durch einen etwa 25 cm langen und etwa 2 cm dicken PVC-Schlauch in ein Glasgefäß. Der Äther kondensiert an den Wänden des Schlauchs und tropft in das Gefäß, während das Treibmittel in die Atmosphäre entweicht. Selbstverständlich macht man das weder in einem geschlossenen Raum noch in der Nähe einer Flamme oder von Funken.) Das Gefäß muss dann sofort sehr gut verschlossen werden, um das übermäßige Verdunsten des flüssigen Äthers zu verhindern.

Ein Verhältnis von 10 Prozent der wässrigen Lösung sollte genug Lösungsmittel für jeden Extraktionsschritt sein. Der leichteste Weg, dies abzuschätzen, ist sich vorzustellen, wo an deinem Behälter die 10 %-Linie der wässrigen Lösung verläuft und die Menge Lösungsmittel dann dem Ganzen zuzufügen, so dass das Gesamtvolumen dann 110 % beträgt. Supergenaues Abmessen ist nicht nötig. Den Behälter (wenn du keinen Scheidetrichter hast, dann funktioniert auch ein großes Einmachglas) muss man gut verschlossen halten, so dass das Lösungsmittel nicht aus der Lösung verdampft.

Um sicher zu gehen, dass alle Alkaloide aus der Lösung entfernt werden, führt man vier Extraktionen aus. Diese werden einmal nach 24 Stunden und dann in drei wöchentlichen Intervallen durchgeführt. Die Lösungsmittelschicht wird bald einen dunkleren Farbton annehmen, gewöhnlich gelblich oder rotbraun. Dies zeigt die Gegenwart von Alkaloiden an, die langsam aus der wässrigen Lösung in das Lösungsmittel wandern. Es dauert etwa einen Monat, um den größten Teil von ihnen herauszubekommen, und die Mischung sollte zumindest zweimal täglich geschüttelt werden, so dass alle Alkaloidmoleküle in Kontakt zu dem Lösungsmittel kommen. Trenne dieses bei jeder wöchentlichen Extraktion vorsichtig von der wässrigen Lösung ab (...). Schütte die Lösungsmittelfraktionen zusammen in ein Gefäß und bewahre sie auf. Füge der wässrigen Lösung jedesmal wieder frisches Lösungsmittel zu, bis die Extraktionsserie komplett ist. Der letzte Schritt besteht darin, die kombinierten Lösungsmittelfraktionen in einen flachen Teller oder eine Pfanne zu schütten und diese in einem offenen Raum fern von Flammen und Funken verdunsten zu lassen. Der nach dem Verdunsten übrig bleibende Rest enthält die Alkaloide und kann in Gelatine-Kapseln abgefüllt werden. Ist der Rest übermäßig schmierig-gummiartig, kann man dem

Gummi kleine Mengen gewöhnliches Mehl hinzufügen, bis er so dick geworden ist, dass man ihn leicht handhaben kann" (DEKORNE 1995: 187ff.).

Exkurs: Isolierung und Reinigung von DMT aus *Phalaris arundinacea* oder anderen Pflanzen

In Ausgabe 1 der weiter oben bereits vorgestellten Zeitschrift *Entheogene* von Jim DeKorne und Bert Marco Schuldes findet sich folgende Anleitung für eine DMT-Extraktion aus *Phalaris arundinacea*, die ich wortgetreu wiedergebe:

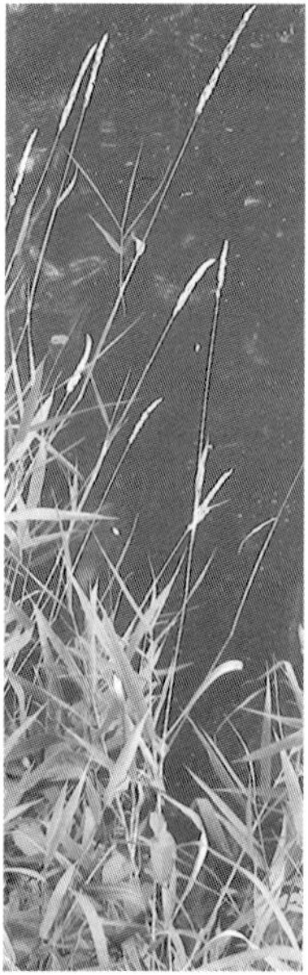

1. Das Gras trocknen und fein zerkleinern. Das Gras mindestens dreimal mit Methanol extrahieren. Jede Extraktion sollte mindestens eine Stunde dauern. Die Menge Methanol sollte so bemessen sein, dass sie das Extraktionsgut bedeckt. Der alkaloidhaltige Methanol aus den drei Extraktionen wird zusammengeschüttet. Man verdampft den Methanol (oder lässt ihn verdunsten), wobei ein klebriger Rest zurückbleibt. Dieser kann in wenig Äthanol aufgelöst werden. Damit lässt sich eine rauchbare Substanz wie Oregano tränken, die nach dem Verdunsten des Äthanols direkt geraucht werden kann.

2. DMT ist nicht in Wasser, aber in Säuren löslich. Man säuert Wasser mit 30 %

Limonensaft an, oder besser, mit einer 5 %-igen Salzsäurelösung. Man löst den schmierigen Rohextrakt aus Schritt 1 im heißen, angesäuerten Wasser.

3. Das so in saurem Wasser gelöste DMT gibt man nun in einen Scheidetrichter. Man fügt tropfenweise Ammoniumhydroxid zu, bis der pH basisch wird (8–9). Die Reaktionsprodukte sind Ammoniumchlorid und die freie Base von DMT. Die Lösung wird dann durch die Bildung eines Niederschlags milchig erscheinen. Man fügt nun der existierenden Lösung die gleiche Menge Chloroform oder Methylenchlorid hinzu und rührt leicht um. Der milchige Niederschlag wird in das organische Lösungsmittel übergehen. Benutzt man Chloroform, so wird sich die organische Schicht unten absetzen und kann leicht abgetrennt werden. Man wäscht die wässrige Lösung auf diese Weise dreimal mit organischem Lösungsmittel, um das gesamte DMT daraus zu extrahieren. Nach jedem Waschen muss die wässrige Schicht geprüft werden, ob sie noch basisch ist, da der pH absinken kann, wenn freie Base entfernt wird. Wenn nötig, fügt man weiteres Ammoniumhydroxid zu.

4. Man verdampft nun das Lösungsmittel, welches das DMT enthält. Ein weiterer schmieriger Satz wird das Ergebnis sein. Diesen löst man erneut in Methanol, filtert und rekristallisiert.

5. Um das reine Hydrochlorid-Salz herzustellen, löst man die freie Base in Äther oder Chloroform und fügt tropfenweise

Salzsäure zu, bis Kristalle ausfallen. Man filtert das Lösungs mittel ab und trocknet dann die Kristalle. Die gleiche Prozedur kann verwendet werden, um Meskalin aus Kakteen zu extrahieren.

PROFESSOR BUZZ D. LUX, CA.
(*Entheogene 1*, Herbst 1994, Seiten 15 und 16)

Aus Salzen eine Freebase herstellen

Grundsätzlich kann DMT (wie auch 5-MeO-DMT) auch in Hydrochloridform, also in seiner Salzform, geraucht werden. Das ist zwar weder elegant noch besonders sinnvoll, aber es funktioniert grundsätzlich. Besser, reiner, leichter und deutlich geeigneter ist jedoch die freie Base, auch Freebase genannt. Hat man DMT in HCl-Form vorliegen und will das Material in eine Freebase umwandeln, dann geht das in vereinfachter Weise folgendermaßen:

Das DMT-HCl in Wasser lösen. Anschließend nach und nach und vor allem vorsichtig eine Base hinzugeben (zum Beispiel stark verdünnte Ammoniaklösung oder die von DeKorne erwähnten Ätznatron-Kristalle), und zwar langsam und so lange, bis der pH-Wert einen basischen Bereich erreicht hat. Immer wieder mit Teststreifen kontrollieren. Anschließend ein organisches Lösungsmittel hinzugeben und mit dem Scheidetrichter extrahieren. In manchen Quellen ist zu lesen, dass direkt nach dem Zufügen der Base bzw. nach dem Erreichen eines basischen Zustands der Lösung alles verdunstet werden kann und damit das fertige Extrakt vorliegt. Dieser Vorgang wäre zwar theoretisch möglich, er birgt aber den erheblichen Nachteil in sich, dass im fertigen Extrakt dann noch Lauge vorhanden ist, die dann ebenfalls mitgeraucht würde.

Changa-Variationen

Wir haben uns im Abschnitt „Die originären Changa-Blends" am Anfang dieses Büchleins angeschaut, wie die ursprünglichen DMT-MAOI-Kräutermischungen hergestellt werden bzw. welche Ingredienzien darin zur Verwendung kommen. Es gibt aber darüber hinaus noch zahlreiche Variationen dieses magischen Changas, die im Lauf der Jahre im psychonautischen Untergrund entstanden sind. Selbstverständlich experimentiert der enthusiastische Psychedeliker im Bedarfsfall und bei wachsender Neugier mit diversen pflanzlichen und zuweilen auch pilzlichen und tierischen Psychoaktiva, um seinen eigenen Changa-Blend zu komponieren. Den Möglichkeiten sind hier sprichwörtlich keine Grenzen gesetzt. Gehen wir nun exemplarisch einige Changa-Variationen durch. Einige der nachfolgenden Blend-Rezepturen wurden dem Autoren dieses Buchs auf mündlichem Wege zugetragen, einige davon sind bzw. waren in speziellen Internetforen zu finden. Leider fehlen uns in den meisten Fällen die Angaben zu den jeweiligen Mischungsverhältnissen – klar dürfte jedoch sein, dass N,N-DMT-Extrakt und die jeweiligen MAO-hemmenden Pflanzenteile stets dominieren sollten, um einen wirksamen Changa-Blend zu erhalten.

Bear Spirit Changa
N,N-DMT
Banisteriopsis caapi (Blätter, 10x-Extrakt)
Ligusticum porteri (Wurzel)
Bärentraube, *Arctostaphylos uva-ursi* (Blätter)
Artemisia ludoviciana (White Sage, Blätter)

Süßgras
Königskerze (Blätter und Blüten)
Tabakblüten
Agua de florida (schamanisches Duftwasser aus Peru)
Zeder, *Cedrus* sp. (Holz)

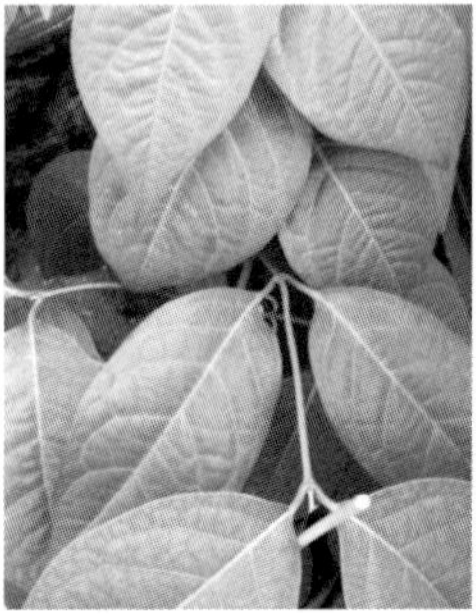

Anmerkung: Das Zedernholz soll laut dieser Rezeptur von einem alten, durch Blitzschlag umgeschlagenen Baum stammen. Während der Ernte des Holzes soll im Geiste die Verbindung zum Bär als schamanisches Krafttier aufgebaut werden. *Ligusticum porteri* (Osha) ist eine psychoaktive Pflanze, die dem Changa-Blend vielleicht einen synergistischen Effekt mitgibt.

Changuana
N,N-DMT
Banisteriopsis caapi (Blätter)
Königskerze (Blätter und Blüten)
Lavendel (Blüten)
Bauerntabak (*Nicotiana rustica*)
Artemisia ludoviciana
(White Sage, Blätter)

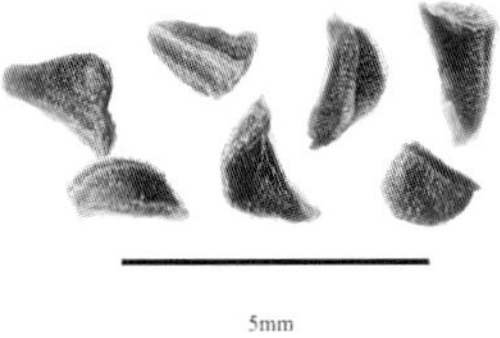

Samen der Steppenraute

Anmerkung: Das Rezept gibt White Sage als Ingredienz an. Ich nehme an, dass es sich dabei um die originäre Schamanenpflanze, die Silberraute *Artemisia ludovici-*

ana, handelt und nicht um den weißen Salbei *Salvia apiana.* Diese beiden Pflanzen werden in der Literatur oft verwechselt. Außerdem soll diesem Blend der Bauerntabak beigegeben werden, was ich grundsätzlich für keine gute Idee halte. Siehe dazu den Absatz zu Changa und Tabak im Abschnitt „Mischkonsum".

Deva Changa

N,N-DMT
Banisteriopsis caapi (Blätter, 10x-Extrakt)
Himbeere (Blätter)
Jasmin (Blüten)
Kamille (Blüten)
Agua de florida (schamanisches Duftwasser aus Peru)
Wildrose (Blüten)
Lavendel (Blüten)
Süßgras
Königskerze (Blätter und Blüten)

Anmerkung: Dies ist ein sehr aromatischer Blend, der herrlich duftet und auf diese Weise die Changa-Erfahrung bereichert.

Europäisches Phalaris-Changa

Rohrglanzgras, *Phalaris arundinacea* (Blätter, Extrakt)
Steppenraute, *Peganum harmala*
(zerstoßene Samen oder Extrakt)
Damina, *Turnera diffusa* (Kraut)
Beliebige Rauchkräuter

Anmerkung: Dieser Changa-Blend ist zum Beispiel in Deutschland recht verbreitet. Die Rezeptur verwendet anstatt reinem DMT-Extrakt einen *Phalaris*-Extrakt, was der Mischung meistens eine explizite Note verleiht. Denn *Phalaris arundinacea* enthält je nach Sippe und Standort unterschiedliche Inhaltsstoffe und in den meisten Fällen sowohl N,N-DMT als auch 5-MeO-DMT. Damit ist der europäische Phalaris-Blend eine Ausnahme (abgesehen vom Kali Changa, das ausschließlich mit 5-MeO-DMT daherkommt, siehe dort). Eigentlich sollte man die Verwendung von 5-MeO-DMT in Changa-Blends vermeiden. Im Fall des Phalaris-Changa aber ist es offensichtlich im psychonautischen Untergrund noch nie zu Vorfällen dramatischer Natur gekommen (zumindest sind keine bekannt geworden), weshalb dieser Blend als relativ sicher gelten kann. Zur differenten Wirkung dieses Changa-Blends siehe den Abschnitt zur Wirkung weiter oben.

Golden Temporal Changa
N,N-DMT
50 % Lapachorinde
50 % *Banisteriopsis caapi* (Blätter)

Anmerkung: Das Verhältnis von N,N-DMT zu den Kräutern ist mit 1:1 angegeben. Die Lapachorinde soll dem Changa eine besondere genüssliche Note verleihen.

Kali Changa
Es kursiert im psychonautischen Untergrund die Rezeptur eines Changa-Blends namens Kali Changa, benannt nach der Göttin Kali. Dieser Blend sieht vor, anstatt N,N-DMT das verwandte

5-Methoxy-DMT (5-MeO-DMT) mit einem Extrakt der Steppenraute (*Peganum harmala*) oder sogar mit Beta-Carbolinen in Kristallform (Tetrahydroharman) und Damiana zu vermischen.

Eingeweihte Psychonauten, die Zugang zum 5-MeO-DMT-haltigen Krötenschleim von *Bufo alvarius* haben, verwenden auch diesen manchmal für Changa-Blends.

Vor solchen Blends ist potenziell zu warnen, denn es ist in der Vergangenheit in der psychedelischen Szene beim Mischkonsum von 5-MeO-DMT und MAO-Hemmern zu unschönen körperlichen Epsioden gekommen, zum Beispiel zu Bluthochdruck-Situationen und Kreislaufkollapsen. Zwar scheint dieses Phänomen sich auf einzelne Menschen zu beschränken und offenbar nicht alle Konsumenten zu betreffen. Es ist jedoch bislang nicht geklärt worden, wie genau die Synergie funktioniert, die solche eventuellen gesundheitsgefährdenden Zwischenfälle induziert. Daher muss der Tipp hier ganz klar lauten: Im Zweifel Finger weg von dieser Kombination. Fakt ist allerdings auch, und das wollen wir an dieser Stelle nicht unterschlagen, dass beispielsweise der Ethnopharmakologe Jonathan Ott mit der Kombo 5-MeO-DMT plus Harmala-Alkaloide nur positive Erfahrungen gemacht hat, und auch der finnische Forscher J. C. Callaway konnte im Rahmen seiner Pharmahuasca-Studien nichts Negatives berichten: „Callaway nahm eine Pharmahuasca-Kapsel ein, die 10 mg 5-MeO-DMT und 70 mg Harmalin als freie Base gerechnet enthielt (...). Da 5-MeO-DMT geraucht ungefähr viermal potenter als DMT ist, sollte Callaways Dosis dieses Inhaltsstoffes etwa 40 mg DMT oder 0,69 mg/kg entsprechen. Callaway verspürte die ersten Wirkungen nach 18 Minuten und ausgeprägt psychoaktive Wirkungen nach 45 Minuten, die sich gegen 1:25 zu einem

Höhepunkt steigerten, auf diesem Plateau bis 1:58 gleich blieben und dann abnahmen (...). Wir können aus diesem Versuch schließen, dass Harmalin ein etwas aktiverer MAO-Hemmer ist als Harmin, was durch biochemische Daten bestätigt wird (...). Darüber hinaus können wir schließen, dass 5-MeO-DMT das DMT als entheogenen Bestandteil in Ayahuasca ersetzen kann. Genauso wie gerauchtes 5-MeO-DMT etwa viermal potenter ist als gerauchtes DMT, scheint es auch so zu sein, dass es ebenfalls oral in Kombination mit Beta-Carbolinen die vierfache Aktivität zeigt" (Ott 1994: 78).

Psychonauts Pleasure Blend

N,N-DMT
Phalaris-arundinacea-Extrakt
Banisteriopsis caapi (Blätter)
Steppenraute, *Peganum harmala*
(Extrakt oder zerstoßene Samen)
Cannabis-Extrakt (BHO, Butane Hash Oil)
Maidal („Nüsse")
Amanita muscaria, Fliegenpilz
(Huthaut oder pulverisierter Pilz)
Stechapfel, *Datura stramonium*
Kanna, *Sceletium tortuosum*
Beifuß, *Artemisia vulgaris* (Kraut)
Salvia divinorum (Blätter)
Habichtskraut, *Hieracium pilosella*

Anmerkung: Dieser europäische Changa-Blend ist ganz besonders stark und machtvoll potent. Die Kräuter werden 1:1 mit N,N-DMT versetzt. Ein kleiner Zug genügt den meisten

Psychonauten, um eine vollwertige Durchbrucherfahrung zu haben.

Van Gogh Changa

N,N-DMT
50 % *Banisteriopsis caapi* (Blätter)
30 % Beifußkraut (*Artemisia vulgaris*)
20 % Passionsblume (Blüten)

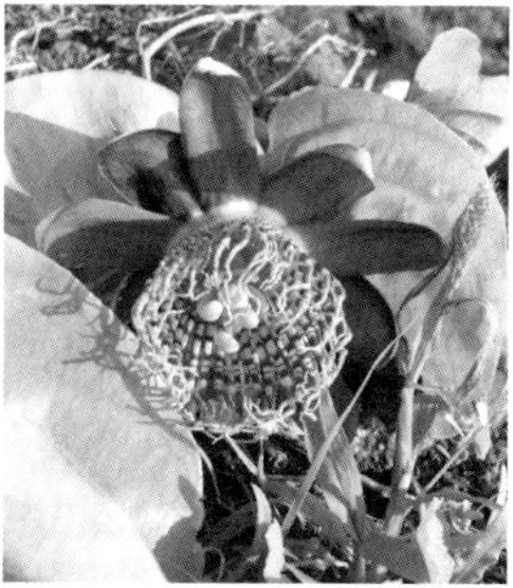

Anmerkung: Wegen des Thujongehalts des Beifuß wurde dieser Blend nach Vincent van Gogh benannt, der ja eine bekannte Vorliebe für Absinth (psychoaktives, thujonhaltiges Alkoholikum aus *Artemisia absinthium* und anderen Pflanzenzusätzen) pflegte. Ob die im Beifuß enthaltenen Thujone tatsächlich eine synergistische Wirkung im Changa provozieren, sei dahin gestellt. Möglich ist es auf jeden Fall.

Vilca Changa / Cebíl Changa

N,N-DMT
Banisteriopsis caapi (Blätter, 10x-Extrakt)
Passionsblume (Blüten)
Salvia officinalis oder *apiana* (Blätter)
Beifußkraut (*Artemisia vulgaris*)
Königskerze (Blätter und Blüten)
Anadenanthera colubrina (Samen, Extrakt)

Anmerkung: Vilca ist eine indigene Bezeichnung für den in Südamerika heimischen Baum *Anadenanthera colubrina* (andere Namen: Cebíl, *Piptadenia colubrina* u. a.) aus der Familie der Leguminosen (Hülsenfrüchtler). Die Samen der *Anadenanthera colubrina* enthalten Tryptamine, insbesondere und in der Hauptsache Bufotenin (5-HO-DMT), zuweilen aber auch N,N-DMT, 5-MeO-MMT und andere Tryptaminderivate (Rätsch 1998: 52f.). Sie werden in ihrer Heimat als schamanische Schnupfpulver verwendet. Das Rauchen der gerösteten und dann zerstoßenen Samen in einem Changa-Blend kann daher durchaus synergistische Effekte bringen. Hier kommt es in besonderem Umfang auf die Potenz und Dosierung der Samen an.

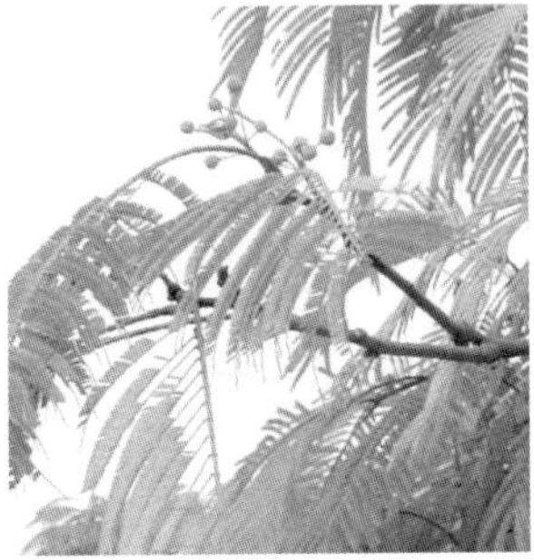

Bufotenin-Changa / BufoJam Changa

Es gibt einen Changa-Blend, der statt N,N-DMT Bufotenin (5-HO-DMT) verwendet, wobei das Tryptamin vorzugsweise aus den Samen des südamerikanischen Baums *Anadenanthera colubrina* extrahiert wird. Im Internet findet sich eine entsprechende Extraktionsanleitung (Internet: 6; abgerufen 18. April 2015). So sieht beispielsweise eine Rezeptur vor, das aus 8 Gramm *Anadenanthera*-Samen extrahierte Bufotenin mit 250 mg Cannabis-Blüten (wenn man die nicht hat, dann tut es auch Königskerzenkraut), 250 mg Pfefferminze, 200 mg Lavendelblüten und 300 mg *Caapi* sowie 100 bis 200 mg *Harmala*-

Alkaloiden zu mischen. Hiervon gibt es diverse Variationen mit Harmala- und/oder Caapi-Extrakt. Darüber hinaus kann das Bufotenin-Changa mit einem Gramm DMT bzw. Jungle Spice ergänzt werden – dann nennt man den Blend BufoJam Changa.

Spezial-Changa

Manche bevorzugen Mischungen mit einem Hauptanteil ihrer jeweiligen bevorzugten psychoaktiven Pflanzen. So gibt es im psychonautischen Untergrund beispielsweise Salvia-Changa, Kratom- und Marijuana-Changa und andere Spezial-Blends. Das sind dann Mixturen, die in der Hauptsache aus *Salvia divinorum* bzw. Marijuana bzw. *Mitragyna speciosa* (Kratom) bzw. anderen Pflanzen und N,N-DMT sowie Beta-Carbolinen und manchmal auch anderen pflanzlichen Additiven bestehen.

Changa-Vielfalt

Grundsätzlich kann mit DMT bzw. DMT-Homologen und -Derivaten sowie Beta-Carbolinen und jeder beliebigen (verträglichen) Pflanzenkombination ein Changa-Blend hergestellt werden (siehe dazu auch nachfolgenden Punkt). Wie weiter oben schon erwähnt, sind der Fantasie beim Komponieren von Changa-Mischungen keine Grenzen gesetzt. Weil die findigen Psychonauten das auch nach und nach erkennen, sind im Internet zunehmend mehr verschiedene Blend-Rezepturen zu finden, die sich aber grundsätzlich alle ähneln. Für viele ist es besonders wichtig, den Changa-Blend in einem bestimmten Geisteszustand und mit speziellen Fragestellungen, Widmungen und Opferhandlungen zu komponieren und zuzube- reiten. Das ist sicherlich die zu bevorzugende Methode, einer machtvollen entheogenen Substanz den gebührenden Respekt zu erweisen und sie nicht auch zum Opfer einer immer schneller und oberflächlicher werden Gesellschaft verkommen zu lassen.

Legales Changa?

Es gibt die Möglichkeit, ein (zumindest zurzeit noch, Stand April 2015) legales Changa herzustellen. Dies besteht zum Beispiel aus dem nicht von den prohibitionistischen Betäubungsmittelverordnungen erfassten DMT-Homolog DPT (N,N-Dipropyltryptamin, genannt: The Light), das zusammen mit Beta-Carbolinen und einer Kräutermischung zum Changa-Blend verarbeitet wird. Diese Mischung funktioniert ganz hervorragend, weil die zu rauchende Dosierung des DPT zwischen 20 und 30 (bis 50) Milligramm liegt. Vorsicht: DPT soll nicht mit Tabak zusammen geraucht werden!

Eine mögliche Rezeptur, bei der am Ende vier Gramm *Legal Changa* herauskommen, würde beispielsweise so aussehen:
2 Gramm DPT
0,7 Gramm Steppenraute-Extrakt
1,4 Gramm Kräuter (Damiana, Salbei, Traumkraut etc.)

Darüber hinaus ist es theoretisch mit jedem DMT-Homolog bzw. -Derivat möglich, einen Changa-Blend herzustellen. Wie es dabei um die jeweilige Verträglichkeit im Zusammenspiel mit den Beta-Carbolinen bestellt ist, müsste vom psychonautischen Untergrund noch herausgefunden werden (siehe z. B. in diesem Buch die Anmerkungen zu 5-MeO-DMT in Changa). Fakt ist: Eine Rezeptur, wie die dargestellte, ist derzeit komplett legal. Fraglich bleibt, wie lange noch.

Neue Variationen
In Australien sind auch schon neue Variationen von Changa-analogen DMT-Blends in der psychedelischen Bewegung aufgetaucht, z.B. *Nanga*, das aus 50 Prozent peruanischer *Banisteriopsis* und 50 Prozent australischen DMT-Akazienextrakts hergestellt wird, und das potenter als das originale Changa sein soll (St John 2015: 183).

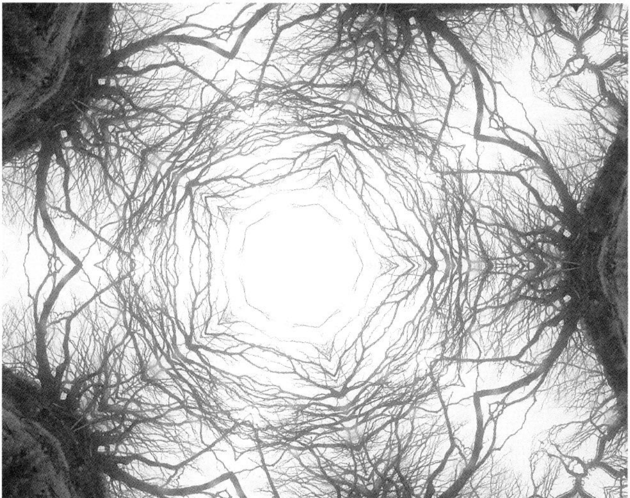

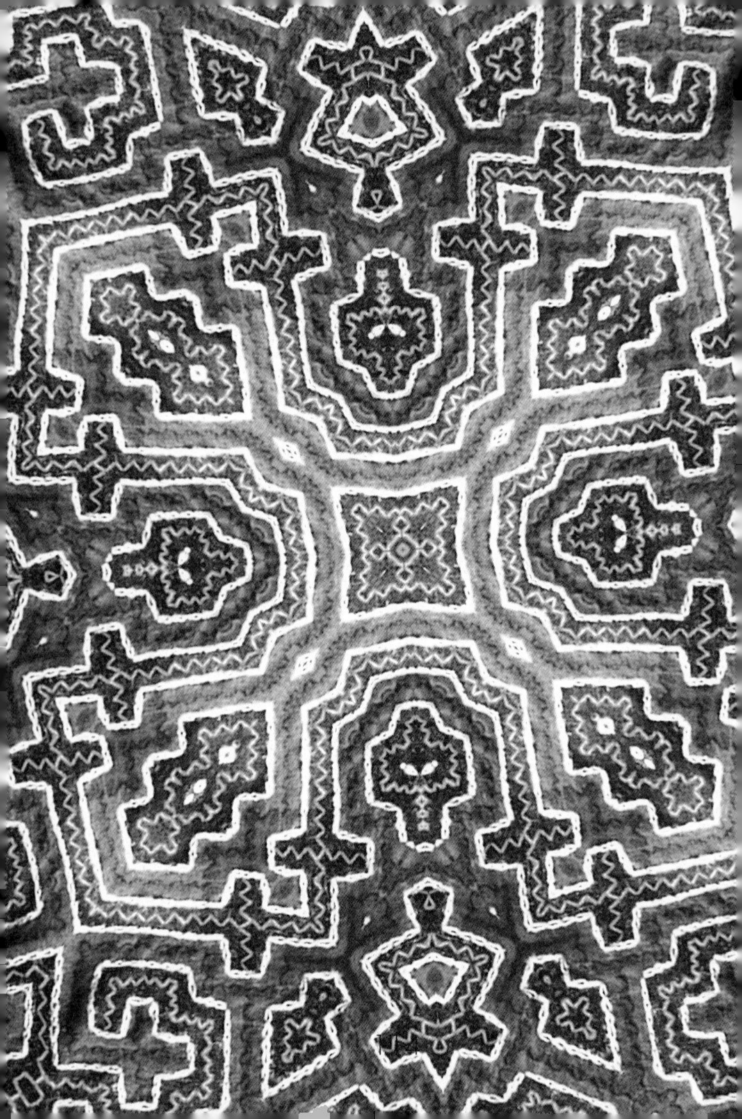

Changa und Heilsteine

Findige Psychonauten haben sich die Methode ausgedacht, ihr Changa mit der Essenz von Heilsteinen/Heilmineralien (Kristallen, Edelsteinen etc.) anzureichern. Heilstein-Essenzen können sowohl mit Wasser wie auch mit Ethanol hergestellt werden, häufig erfolgt eine Essenzgewinnung nach Art der Bachblüten-Essenzen. Die Essenzen übertragen die Energien und Schwingungsmuster des entsprechenden Heilsteins auf die spirituell ebenfalls höchst energetische DMT-Rauchmischung. Dies soll feinstoffliche Auswirkungen auf den jeweiligen Changa-Blend haben.

Angel Fire Changa

N,N-DMT
Banisteriopsis caapi (Blätter, 10x-Extrakt)
Seraphinit-Essenz
Weiße-Rose-Essenz
Angelika (Wurzel)
Engelstrompete, *Brugmansia* sp. (Blüte)
Agua de florida (schamanisches Duftwasser aus Peru)
Artemisia ludoviciana (White Sage, Blätter)

Asha Temple Fire Changa

N,N-DMT
Tigeraugen-Essenz
Kyanit-Essenz
Quarz-Essenz
Steppenraute, *Peganum harmala* (Extrakt)

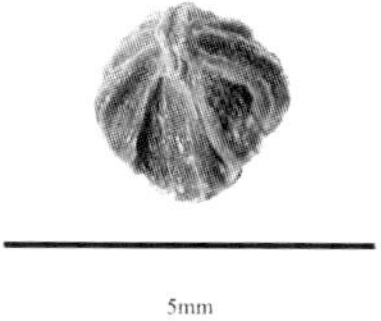

Harmala-Samen

Indisches Basilikum, *Ocimum sanctum* (Blätter)
Adlerholz, *Aquilaria malaccensis* (Holz-Splitter)
Seyal-Akazie, *Vachellia seyal* (Blätter und/oder Rinde)

Anmerkung: Die Kräuter und das DMT sollen ein Mischungsverhältnis von 1:1 aufweisen. Die Seyal-Akazie soll DMT enthalten. Möglicherweise potenziert der Zusatz dieser Pflanze den Changa-Blend leicht.

Breaker Changa
N,N-DMT
Banisteriopsis caapi (Blätter, 10x-Extrakt)
Rosenquarz-Essenz
Kyanit-Essenz
Rauchquarz-Essenz
Fluorit-Essenz
Palo Santo, *Bursera graveolens* (Holz)
Lavendel (Blüten)
Wildrose (Blütenblätter)
Seidenakazie, *Albizia julibrissin*
Besenginster, *Cytisus scoparius* (Blüten)
Artemisia ludoviciana (White Sage, Blätter)
Süßgras
Agua de florida (schamanisches Duftwasser aus Peru)
Kananga-/Ylang-Ylang-Wasser
Bauerntabak, *Nicotiana rustica*

Anmerkung: Dieser Changa-Heilstein-Blend soll negative Energien und Traurigkeit (Depressionen) vertreiben und das

Herz reinigen. Die Verwendung von Bauerntabak halte ich jedoch für eher kritisch. Siehe dazu den Absatz zu Changa und Tabak im Abschnitt „Mischkonsum".

Caapi Corazón

N,N-DMT
Banisteriopsis caapi (Blätter, 10x-Extrakt)
Rosenquarz-Essenz
Wildrosen-Blütenessenz
Wildrose (Blüten)
Agua de florida (schamanisches Duftwasser aus Peru)

Anmerkung: Dieser Blend soll das Herz öffnen und das Licht durch den Changalero fließen lassen.

Dream Weaver Changa

N,N-DMT
Obsidia-Essenz (Spinnennetz-Obsidia)
Passionsblumen-Blüten-Tinktur
Beifuß, *Artemisia vulgaris* (Kraut)
Grönländisches Läusekraut, *Pedicularis groenlandica*
Ligusticum porteri (Wurzel)
Süßgras

Anmerkung: Dieser Blend enthält mit dem Läusekraut *Pedicularis* eine mild psychoaktive und rauchbare Pflanze, die leicht narkotisch und entspannend wirkt. *Ligusticum porteri* (Osha) ist ebenfalls ein psychotropes Gewächs, das dem Changa-Blend möglicherweise einen synergistischen Effekt beifügt.

Limpieza Changa

N,N-DMT
Banisteriopsis caapi (Blätter, 10x-Extrakt)
Rauchquarz-Essenz
Kyanit-Essenz
Rosenwasser
Agua de florida (schamanisches Duftwasser aus Peru)
Caapi-Liane (zerstoßen)
Eisenkraut, *Verbena* sp. (Kraut)
Steppenraute, *Peganum harmala* (Samen, zerstoßen)
Bauerntabak, *Nicotiana rustica*
Artemisia ludoviciana (White Sage, Blätter)
Palo Santo, *Bursera graveolens* (Holz)
Igelkraftwurz, *Oplopanax horridus* (Kraut)
Adlerholz, *Aquilaria malaccensis*
Süßgras

Anmerkung: Dieser Blend soll reinigende Kraft haben und den feinstofflichen Körper von negativen Energien befreien. Auch hier ist die Verwendung des Tabaks fragwürdig und im Grunde nicht nötig.

Red Stone Changa

N,N-DMT
Banisteriopsis caapi (Blätter, 10x-Extrakt)
Catlinit-Essenz (Pfeifenstein der Lakota)
Ligusticum porteri (Wurzel)
Salix laevigata (Weidenblätter)
Bauerntabak, *Nicotiana rustica*
Bärentraube, *Arctostaphylos uva-ursi* (Blätter)

Wildrose (Blütenblätter)
Artemisia tridentata (Kraut)
Igelkraftwurz, *Oplopanax horridus* (Kraut)

Anmerkung: Dieser Changa-Blend soll speziell für unsere Mutter Erde komponiert werden. Man soll ihn im meditativen Zustand, den Planeten Erde reflektierend, rauchen. *Ligusticum porteri* (Osha) ist eine psychoaktive Pflanze, die dem Changa-Blend vielleicht einen synergistischen Effekt mitgibt. Die Verwendung von Bauerntabak halte ich auch hier für unnötig. Siehe dazu den Absatz zu Changa und Tabak im Abschnitt „Mischkonsum".

Sabina Changa
Copal-Essenz
Maisfasern
Damiana, *Turnera diffusa* (Kraut)
Tabakblüten
Agua de florida (schamanisches Duftwasser aus Peru)
Chrysantheme (Blüten)

Anmerkung: Dieser Changa-Blend enthält als einziger kein DMT und soll gut sein für Rituale und Zeremonien, aber auch, um mit den Naturgeistern und Pflanzendevas in Kontakt zu kommen.

Sky Bridge Changa
N,N-DMT
Banisteriopsis caapi (Blätter, 10x-Extrakt)
Chaliponga, *Diplopterys cabrerana* (Blätter, 10x-Extrakt)

Fulgurit-Essenz
Bauerntabak, *Nicotiana rustica*
Caapi-Lianen-Fasern

Anmerkung: Dieser Blend enthält neben dem DMT und dem Caapi-Extrakt einen Extrakt der DMT-haltigen Pflanze *Diplopterys cabrerana*, was diese Changa-Mixtur sicherlich um ein Quantum potenter macht. Die auch als Chaliponga bekannte Pflanze enthält neben N,N-DMT auch andere Tryptamine, zum Beispiel Bufotenin und auch Beta-Carboline, und in den Stengeln sogar 5-MeO-DMT. Den Bauerntabak würde ich auch hier weglassen.

Solar Citrine Changa
N,N-DMT
Banisteriopsis caapi (Blätter, 10x-Extrakt)
Citrin-Kristall-Essenz
Lapacho, *Tabebuia impetiginosa* (Rinde)
Indisches Basilikum, *Ocimum sanctum* (Blätter)
Kananga-/Ylang-Ylang-Wasser

Anmerkung: Die Lapachorinde soll dem Changa eine besondere genüssliche Note verleihen.

Gefahren und rechtliche Hinweise

Gefahren und Risiken

Latente Psychose
Wie bei allen Psychedelika, die das Bewusstsein stark verändern, kann auch nach der Einnahme von DMT bzw. Changa die Aktivierung einer latenten Psychose resultieren.

Kreislaufwirkung
N,N-DMT kann bei manchen Personen kurz nach der Einnahme und vorübergehend zu einer starken Erhöhung des Blutdrucks und der Herzfrequenz führen. Das ist bei gesunden Menschen keinerlei Problem, Personen mit Herz-Kreislauf-Erkrankungen sollten jedoch auf die Einnahme von DMT verzichten.

MAO-Hemmer
Die MAO-Hemmer im Changa stellen für gesunde Menschen keine Gefahr dar. Auch eine spezielle Diät ist bei Changa nicht einzuhalten. Siehe dazu auch den Abschnitt „Über die Pharmakologie". Personen, die bereits pharmazeutische MAO-Hemmer oder andere Pharmaka chronisch einnehmen, sollten vorsichtig sein und im Zweifel lieber verzichten.

Rauchen
Auf die Gefahren des Rauchens an und für sich müssen wir nicht weiter eingehen. Möge jeder für sich entscheiden, ob er rauchen will oder nicht.

Unwissenden Drogen geben

Es ist ethisch und moralisch nicht vertretbar und in höchstem Maße verantwortungslos sowie ganz und gar unpsychonautisch, Unbedarften, also unwissenden Personen, Changa-DMT zu verabreichen. Mir ist der Fall bekannt geworden, bei dem ein Besucher eines Festivals eine Bong in die Hand gedrückt bekam mit dem Hinweis: „Zieh mal kräftig, ist gutes Gras!" Als der Betroffene dann tatsächlich heftig an der Pfeife zog, traf den armen Kerl kurz darauf der Schlag, weil sich seine gesamte Umwelt blitzartig veränderte und er keine Ahnung hatte, was mit ihm geschieht. Changa oder DMT kannte der Mann bis dahin überhaupt nicht – ganz zur Belustigung der Typen, die ihn auf solch unschöne Art veräppelt hatten. Keine würdige Weise, seine Feste zu feiern.

Kontraindikationen

Wer unter einer Herz-Kreislauf-Erkrankung leidet, psychotische Probleme hat, Antidepressiva oder Antipsychotika, zum Beispiel IMAP (Fluspirilen), einnimmt, sollte auf die Changa- wie auch auf jede andere psychedelische Erfahrung verzichten. Vor der Einnahme von machtvollen geistbewegenden Substanzen, die in den allermeisten Fällen auch mit körperlichen Begleiterscheinungen einhergeht (DMT kann zum Beispiel kurzzeitig den Blutdruck und die Herzfrequenz erhöhen, zum Teil und bei manchen Menschen auch drastisch), sollte immer eine Nutzen-Risiko-Abwägung erfolgen. Menschen mit ernsthaften körperlichen und/oder seelischen Problemen sollten im eigenen Interesse vom Konsum psychoaktiver Substanzen Abstand nehmen.

Gegenmittel

Wie bei vielen Psychedelika vom Tryptamintyp kann im Bedarfsfall ein Benzodiazepin, zum Beispiel Diazepam (Valium u. a.) oder Lorazepam (Tavor, Temesta u. a.), die psychedelische Erfahrung beenden. 5 bis 10 Milligramm Diazepam bzw. 1 bis 2 Milligramm Lorazepam heben die Wirkungen in aller Regel innerhalb einer Viertelstunde auf.

Nachweisbarkeit

DMT ist nur sehr kurz und allenfalls über spezielle Testverfahren nachweisbar und wird in Drogenscreenings nicht getestet.

Rechtliches

Auch der Abschnitt zum Rechtlichen fällt vergleichsweise kurz aus. N,N-DMT, 5-MeO-DMT und andere DMT-Derivate, inklusive der Pilzwirkstoffe Psilocybin und Psilocin und einigen (nicht allen!) rein synthetischen Homologen, wie zum Beispiel Diethyltryptamin (DET), unterliegen im gesamten deutschsprachigen Raum den betäubungsmittelrechtlichen Verordnungen und Verboten. Alle diese Moleküle sind durchweg illegalisiert, der Umgang mit ihnen wird strafrechtlich verfolgt. Obwohl wir Menschen, wie auch die Tiere, Moleküle wie DMT und 5-MeO-DMT als endogene Produkte unseres Stoffwechsels produzieren und beherbergen, wird der Besitz, Erwerb, die Herstellung und Weitergabe, die Ein- und Ausfuhr, kurz: jeglicher Umgang mit diesen wundervollen und für uns alle überlebenswichtigen Substanzen unter Strafe gestellt und wie im Mittelalter polizeilich und staatlich verfolgt.

Literatur

BERGER, MARKUS. 2004. *Handbuch für den Drogennotfall.* Solothurn: Nachtschatten Verlag

BERGER, MARKUS. 2015. DMT und 5-MeO-DMT in der Natur. Solothurn: *Lucy's Rausch* 1

BERGER, MARKUS. 2017. *DMT.* Aarau: AT Verlag

CASE, JUSTIN. 2006. Favorite Rolling Mixtures. T*he Entheogen Review* 15(1): 34.

DEKORNE, JIM. 1995. *Psychedelischer Neo-Schamanismus.* Löhrbach: Werner Pieper's MedienXperimente

DEKORNE und BERT MARCO SCHULDES. 1994. *Entheogene* 1. Rehungen: Verlag B. M. Schuldes

DEKORNE und BERT MARCO SCHULDES. 1994/1995. *Entheogene* 2. Rehungen: Verlag B. M. Schuldes

GAIA, Giorgia. 2014/2015. *Chai, Charas & Changa.* University Van Amsterdam

GAIA, Giorgia. 2016. *Changa's Alchemy.* University Van Amsterdam

GRACIE and ZARKOV. 1985. *Three Beta-Carboline Containing Plants As Potentiators of Synthetic DMT and Other Indole Psychedelics.* http://deoxy.org/gz.htm

HANNA, JON. 2008. Got Changa? *Erowid Extracts* November 15: 18-19. (https://www.erowid.org/chemicals/dmt/dmt_article1.shtml)

HAYNES, W.M. (Hg.) 2010/11. CRC *Handbook of Chemistry and Physics.* Boca Raton, FL: CRC Press Inc.

LEARY, TIMOTHY. 1966. Programmed Communication During Experiences With DMT. *Psychedelic Review* 8

MCKENNA, TERENCE. 1989. *Wahre Halluzinationen.* Basel: Sphinx Verlag

MCKENNA, TERENCE. 1996. *Speisen der Götter.* Löhrbach: Werner Pieper's MedienXperimente

RÄTSCH, CHRISTIAN (Hg.). 1996. *Das Tor zu inneren Räumen.* Löhrbach: Werner Pieper's MedienXperimente

RÄTSCH, CHRISTIAN. 1998. *Enzyklopädie der psychoaktiven Pflanzen.* Aarau: AT Verlag

O'NEIL, M. J. (Hg.). 2006. *The Merck Index – An Encyclopedia of Chemicals, Drugs, and Biologicals.* Whitehouse Station, NJ: Merck and Co., Inc.

OTT, JONATHAN. 1994. *Ayahuasca-Analoge – Pangaeische Entheogene.* Löhrbach: Werner Pieper's MedienXperimente

OTT, JONATHAN. 1996. *Pharmacotheon.* Kennewick, WA: Natural Products Co.

PALMER, Julian. 2014. *Articulations.* Selbstverlag

SCHULDES, BERT MARCO. 2011. *Psychoaktive Pflanzen.* 17. Auflage. Löhrbach: Werner Pieper's MedienXperimente

SCHULTES, RICHARD E. 1977. Hallucinogenic Plants. Western Publishing Company, Inc.

SHULGIN, ALEXANDER T. und ANN. 1997. *TiHKAL.* Berkeley: Transform Press

ST JOHN, Graham. 2015. *Mystery School in Hyperspace.* North Atlantic Books

STRASSMAN, RICK. 2004. *Das Molekül des Bewusstseins: Zur Biologie von Nahtod-Erfahrungen und mystischen Erlebnissen.* Aarau: AT Verlag

TRACHSEL, DANIEL. 2000/2011. *Psychedelische Chemie.* Solothurn: Nachtschatten Verlag

TURNER, D. M. (= JOSEPH VIVIAN). 1997/2012. *Der psychedelische Reiseführer.* Solothurn: Nachtschatten Verlag

VAN DEN HEUVEL, MICHAEL. 2012. Blut-Hirn-Schranke - Kontrollinstanz an höchster Stelle, *Pharmazeutische Zeitung* 13/2012, Internet: www.pharmazeutische-zeitung.de/index.php?id=41405

XIMOT. O. J. *Changa* (smokeable Ayahuasca). Bluelight. Internet: bluelight.ru/vb/archive/index.php/t-322186.html.

Internet-Ressourcen:

1 http://shroomotopia.net/index.php?showtopic=24029&page=1
2 http://changaya.blogspot.com/
3 http://realitysandwich.com/48629/
changa_evolution_ayahuasca/
4 www.erowid.org/experiences/exp.php?ID=42167
5 www.land-der-traeume.de
6 www.dmt-nexus.me/forum/default.aspx?g=posts&t=7821

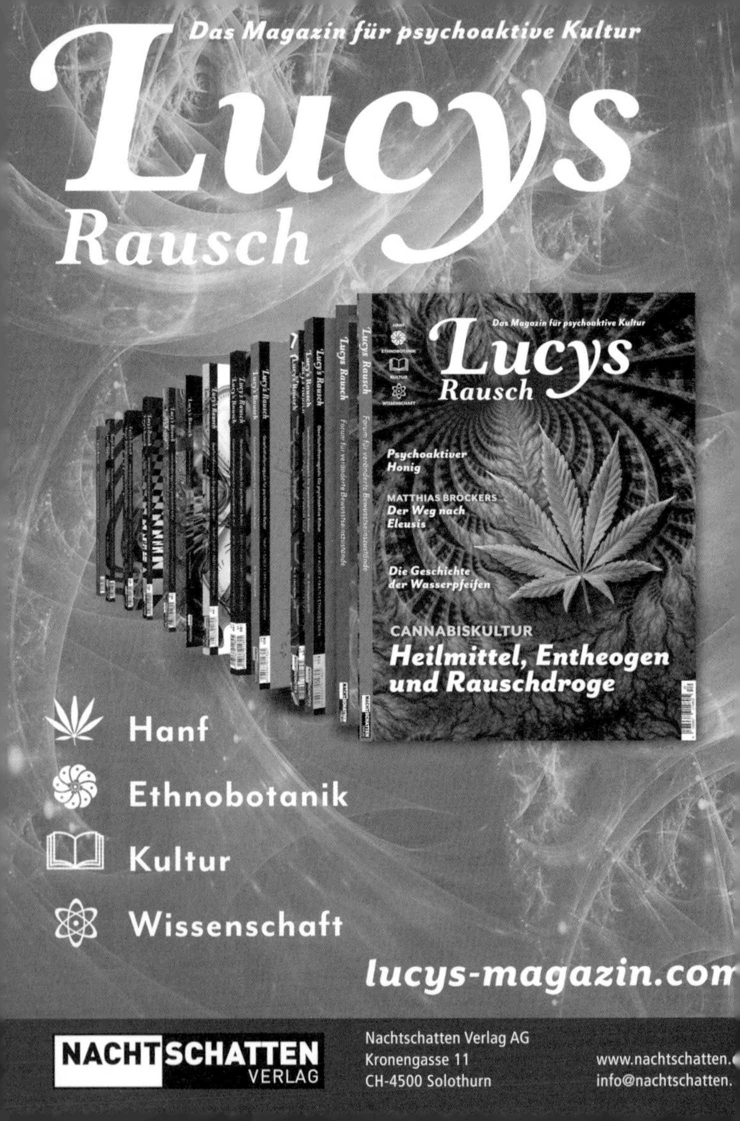
Das Magazin für psychoaktive Kultur
Lucys Rausch
Das Magazin für psychoaktive Kultur
Lucys Rausch
Psychoaktiver Honig
MATTHIAS BRÖCKERS
Der Weg nach Eleusis
Die Geschichte der Wasserpfeifen
CANNABISKULTUR
Heilmittel, Entheogen und Rauschdroge
Hanf
Ethnobotanik
Kultur
Wissenschaft
lucys-magazin.com
NACHTSCHATTEN VERLAG
Nachtschatten Verlag AG
Kronengasse 11
CH-4500 Solothurn
www.nachtschatten.
info@nachtschatten.